Prof. Dr. med. Bernd Kleine-Gunk
Bernhard Hobelsberger

VERJÜNGE DEINE GENE!

Wie wir die neuesten Erkenntnisse der Epigenetik für unsere Verjüngung nutzen können

INHALT

EINLEITUNG

Gerade mal sechzehn Versuchspersonen. So viele Teilnehmer umfasste die Studie von Birgitte Regenberg, noch dazu ausschließlich Männer jenseits der sechzig. Eine Untersuchung mit derart wenigen Probanden ist eigentlich keine – nach wissenschaftlichen Maßstäben. Schon gar nicht, wenn es bei der Analyse um den Langzeiteffekt von Sport geht.

Dennoch gelang es der Biologin von der Universität Kopenhagen, ihre Studie im Frühjahr 2019 in einem renommierten Fachblatt zu veröffentlichen, den *Scientific Reports,*[1] und damit in einer Zeitschrift, die zu den meistzitierten Wissenschaftsjournalen der Welt gehört. Der Grund lag darin, dass die angesehene Forscherin bei ihrer Arbeit tiefer hinblickte als sonst üblich, viel tiefer sogar, nämlich direkt in die Zellkerne der Muskelzellen ihrer Versuchspersonen, also dorthin, wo das fadenförmige DNA-Molekül sitzt, der Bauplan des Lebens. Und was Regenberg dort fand, schlug Wellen. Denn das Erbgut derjenigen ihrer Probanden, die zeitlebens viel Sport trieben, unterschied sich an mehr als 700 einzelnen Stellen von dem der Bewegungsmuffel.[2] Bestimmte chemische Anhängsel, die wie molekulare Bremsklötzchen auf den Genen sitzen, fehlten bei den fitten Senioren. Was zur Folge hat, dass wichtige Erbanlagen, die für die Energiegewinnung, den Muskelaufbau oder den Schutz vor aggressiven freien Radikalen benötigt werden, bei den Turnschuhträgern häufiger abgelesen werden als bei den Couchpotatoes.

Regenbergs Entdeckung ist in mehrerlei Hinsicht faszinierend. Denn sie bedeutet, dass ein aktiver Lebensstil, in dem Radfahren, Laufen oder Schwimmen zum Alltag gehören, nicht bloß irgendwie gesünder und lustvoller ist. Vielmehr programmiert regelmäßiger Sport unsere Biologie im Lauf der Zeit auf der tiefstmöglichen Ebene um. Ein simples Paar Laufschuhe wirkt wie ein Peeling für die Gene: Es transformiert die Steuerung des Erbguts und verändert die Funktion der Zellen ein Stück weit zum Besseren.

Damit beweist der Fund der Kopenhagener Biologieprofessorin zugleich auch, dass mehr in uns steckt als die Summe unserer Gene. Es gibt einen beträchtlichen Teil in jedem Menschen, der sich dauerhaft modulieren und korrigieren lässt. Das vermeintliche schicksalhafte genetische Erbe lässt sich überlisten – sofern wir das Richtige tun und das Falsche lassen.

Die Entdeckung von Regenberg steht bei Weitem nicht allein. Weltweit sammelten Forscher seit Beginn der 2000er-Jahre eine Fülle von Belegen dafür, wie unser Lebensstil das Geschehen in den winzigen Zellen des Körpers auf genetischer Ebene ummodelt. Dabei betreffen die Umgestaltungen wohlgemerkt nicht die Erbanlagen direkt. Welche Gene wir mitbekommen, ist mit der Zeugung festgelegt. Erbfaktoren selbst verändern sich im Normalfall nicht, sie bleiben brav aufgereiht auf dem Molekülfaden der DNA. Vielmehr sorgt eine Reihe von chemischen Schaltern, die an oder neben den Genen unserer Zellen sitzen, wie Dimmer dafür, dass einige Gene schwer abgelesen werden können und andere leichter. So kann ein gesunder Lebensstil positive Gene aktivieren.

»Epigenetik« nennt sich das neue Forschungsfeld, das diese Phänomene erforscht (gr. *epí* [auf, dazu, außerdem]). Die junge Schwesterdisziplin der klassischen Genetik beschreibt den Code über dem Code, das Bindeglied zwischen Umwelt und DNA in den Zellen: Unter welchen Umständen wird welches Gen angeschaltet, und wann wird es wieder stumm? Und was heißt das für Gesundheit, Altern und Wohlbefinden? Diese Fragen beschäftigen nicht nur die medizinischen Wissenschaften, sondern – mit etwas anderen Schwerpunkten – auch die Pflanzenbiologie und die Zoologie. Denn epigenetische Mechanismen beeinflussen praktisch jedes Lebewesen von der Bäckerhefe über Primelgewächse bis hin zum Menschen.

In diesem Buch stellen wir Ihnen die spannendsten Erkenntnisse der Epigenetik vor und zeigen Ihnen, wie diese helfen, Ihr Leben zu verbessern. Das geht mitunter ganz leicht, etwa indem Sie sich regelmäßig Brokkoli auf den Teller holen. Bestimmte Inhaltsstoffe in dem Kräuselgemüse, Sulforaphan und Indol-3-Carbinol, wirken offensichtlich als Methylierungsblocker an sogenannten Tumorsuppressor-Genen. Diese Erbfaktoren werden im Alter sehr stark methyliert. Damit kommen sie ihrer Aufgabe, Krebszellen zu unterdrücken, schlechter nach. Die sekundären Pflanzenstoffe aus Kreuzblütlern wie Brokkoli oder Rosenkohl entfernen die Methylgruppen. Das versetzt die Gene wieder in die Lage, das Zellwachstum zu kontrollieren. Ganz ähnlich wirkt offensichtlich auch das Epigallocatechingallat, das vor allem im grünen Tee vorkommt.

Was wir essen, spielt eine bedeutende Rolle für das epigenetische Programm in den Körperzellen. Entsprechend hilft eine kluge Zusammenstellung des Speisezettels dabei, dass Gene, die unsere Regeneration fördern, häufiger abgelesen werden, und solche, die Entzündungen oder frühzeitige Alterung ankurbeln, entsprechend seltener.

Aber auch wo wir wohnen, wie wir schlafen, wie gut unsere Ehe funktioniert, welche Gefühle wir hegen – all das modelliert die Erbanlagen.[3] Oder wie es der 1967 in Frankfurt am Main geborene deutschamerikanische Epigenetiker Steve Horvath ausdrückte: »Die Welt fließt sozusagen durch uns hindurch.«[4]

Dieses epigenetische Feintuning zeigt mitunter verblüffende Späteffekte. Ob Erwachsene schnell ins Schwitzen geraten, kann davon abhängen, ob sie als Babys in einer intensiv geheizten Wohnung aufwuchsen. Denn die Temperaturen, denen ein Mensch in den ersten drei Lebensjahren ausgesetzt ist, bestimmen darüber, wie seine Anlagen für Schweißdrüsen in der Körperhaut aktiviert werden.[5] Eine sinnvolle epigenetische Anpassung der Natur – sie führt dazu, dass Tropenbewohner mehr betriebsame Schweißdrüsen besitzen als Nordeuropäer.[6]

Die Umwelt, das lehrt die Epigenetik, befindet sich in ständigem Dialog mit den Genen. Mit diesem Zwiegespräch passt sich die menschliche Biologie an die kleinen und größeren Herausforderungen des Lebens an. Die meisten der epigenetischen Marker (Experten sprechen von »DNA-Methylierungen« oder »Histon-Modifikationen«, mehr dazu in Kapitel eins) werden rasch wieder gelöscht. Das hält das Epigenom flexibel. Aber 10 bis 15 Prozent der Veränderungen schreiben sich hartnäckig in die Zellen ein.[7] Frühkindliche Erfahrungen von Missbrauch beispielsweise können sich so tief in das Epigenom einbrennen, dass sie selbst nach Jahrzehnten nachweisbar bleiben. Das fanden Forscher der kanadischen McGill-Universität in Montreal heraus, als sie das Hirngewebe von Erwachsenen untersuchten, die freiwillig aus dem Leben geschieden waren. In den Proben zeigten sich Hinweise darauf, dass bei denjenigen Suizidanten, die in der Kindheit sexuelle Gewalt oder Vernachlässigung erlebt hatten, ein Gen blockiert war, das mitverantwortlich dafür ist, wie der Körper auf Stress reagiert.[8] Die unglücklichen Geschöpfe dürften zeitlebens hochsensibel auf jede Form von störenden Reizen reagiert haben – bei entsprechender Veranlagung ein Wegbereiter für schwere Depressionen.[9] Zum Glück funktioniert die Regulation der Genaktivität auch in entgegengesetzter Richtung. Wie Studien zeigen, hebt eine erfolgreiche Psychotherapie die ungünstige

Epigenese etwa bei Angsterkrankungen wieder auf.[10] Das krankheitsspezifische Muster der Methyl-Anhängsel an der DNA normalisiert sich ebenso wie bei einer medikamentösen Therapie.

Wer sich achtsam um seine körperliche und geistige Gesundheit kümmert, nutzt die Chance, tiefgreifende Veränderungen in seiner Biologie auszulösen – das ist eine der wertvollen Botschaften, die die Epigenetik bereithält und die wir in den nachfolgenden Kapiteln beleuchten werden. Von dieser Selbstfürsorge profitieren womöglich noch Kinder und Enkel. Forscher finden zunehmend Anzeichen dafür, dass die Mechanismen, die die Aktivität des Erbguts steuern, die Grenzen der Generationen überschreiten. Neben der Polaroid-Vintage-Kamera, dem Wandteller aus Meißener Porzellan und natürlich den Genen erben wir auch noch die erworbenen Umweltanpassungen unserer Eltern (mehr darüber vor allem in den Kapiteln sieben und acht).

Lebensstil, Umwelt, möglicherweise auch unsere Ahnen – all das beeinflusst, wie gut Gene abgelesen werden. Und es gibt noch einen weiteren entscheidenden Faktor: die Zeit. Altern die Zellen mit den Jahren, verändert sich das Bild der epigenetischen Marker. Dieser Vorgang geschieht in einer derart charakteristischen Weise, dass jedes Lebensalter ein sehr spezielles epigenetisches Methylierungsmuster aufweist. Einer der ersten Forscher, denen dies aufgefallen war, ist der bereits erwähnte Steve Horvath. Der Humangenetiker von der renommierten Universität von Kalifornien in Los Angeles (UCLA) erfand daraufhin einen Computeralgorithmus, der anhand dieser chemischen Veränderungen am Erbgut verrät, wie jung unserer Biologie tatsächlich ist. Ein Tropfen Blut genügt – und die Horvath'sche Uhr weiß, ob die Körperzellen fitter sind als beim Durchschnitt unserer Altersgenossen. Oder ob ein ungesunder Lebenswandel die Zeiger der

Altersuhr beschleunigt hat. Das Ergebnis des Tests bestimmt auch über das konkrete Wohlergehen. Liegt das epigenetische Alter unter dem chronologischen, sinkt das Risiko, an Krebs oder Herz-Kreislauf-Leiden zu sterben.[11] Die Ergebnisse der DNA-Analyse sind derart präzise, dass Horvaths erste Versuche, seine Studien zu publizieren, von den wissenschaftlichen Gutachtern abgelehnt wurden: Die Kollegen hielten seine Methode für unseriös. Wie »Horvath's Clock« die Altersbestimmung revolutioniert und mit welchem Rezept es Forschern erstmals gelungen ist, die epigenetische Uhr bei ihren Versuchspersonen um zweieinhalb Jahre zurückzustellen, lesen Sie in Kapitel zwei. In diesem Kapitel werden Sie erfahren: »Verjünge deine Gene« ist keine unerfüllbare Aufforderung, sondern eine Einladung, die niemand ausschlagen sollte, der länger gesund leben möchte.

Mit all den faszinierenden Einsichten und Möglichkeiten, die die Epigenetik öffnet, kann es niemand überraschen, dass sie auch neue Perspektiven in der Therapie eröffnet. Das betrifft vor allem die Behandlung von komplexen Krankheiten wie Krebs, Alzheimer-Demenz, Diabetes mellitus, Asthma bronchiale oder COPD, die unter dem Einfluss epigenetischer Prozesse stehen.[12] Bei Morbus Alzheimer etwa werden Gene unterdrückt, die für das Erfassen von neuen Informationen zuständig sind. Im Tierversuch hat sich gezeigt, dass Medikamente diese Unterdrückung hemmen und die Gedächtnisleistungen bessern können.[13] Die Krebsmedizin arbeitet bereits mit Wirkstoffen, die beim myelodysplastischem Syndrom, einer Vorstufe von Leukämie, die Blockade bestimmter Gene aufhebt. Diese spannenden Ausblicke in die Zukunft bilden den Abschluss des Buchs.

Los geht es mit etwas Grundlagenwissen zur Genetik und Epigenetik …

Auf einen Blick

Unsere Gene sind steuerbar

Eine relativ junge Disziplin der Biologie namens »Epigenetik« zeigt, wie jeder Mensch sein Erbgut formen kann. Sie lehrt, dass jede Joggingrunde, jeder bunte Salat, jeder harmonische Abend mit Freunden oder der Familie die Identität unserer Körperzellen verändert. Je öfter, desto nachhaltiger. Auf Dauer wandeln sich nicht nur Gedächtnis und Identität der Zellen, sondern unser Schicksal: Der richtige Lebensstil aktiviert Gene, die vor Krebs schützen, Entzündungen hemmen oder Ängste lindern. Dabei lassen Umweltfaktoren den Code der DNA unberührt. Vielmehr ändert sich, was »auf« den Genen passiert – deshalb der Name »Epigenetik«. Diese zweite Ebene der Genetik beruht unter anderem auf chemischen Schaltermolekülen auf der DNA. Sie bestimmen, welche Gene eine Zelle benutzen kann und welche nicht. Ein Mechanismus, der auch Schattenseiten birgt. Traumata, chronischer Stress oder Drogen verändern die Ablesebereitschaft der Gene derart, dass die Anfälligkeit für psychische Erkrankungen steigt. Über die Keimbahn können manche epigenetischen Instruktionen offenbar an folgenden Generationen vererbt werden. Eine bahnbrechende Anwendung des neuen Zweigs der Genforschung bilden die epigenetischen Uhren: Aus einem Tropfen Speichel oder Blut lässt sich anhand der chemischen Anlagerungen an der DNA das biologische Alter eines Menschen exakt bestimmen. Dadurch ist die Altersforschung zunehmend erfolgreicher darin, das Geheimnis von Jugend und Gesundheit zu enträtseln.

EINS

DAS SCHWEIGEN DER GENE – EINE EINFÜHRUNG IN DIE EPIGENETIK

DER ZWEITE CODE DES LEBENS – MIT WELCHEN MOLEKULAREN KNIFFEN DIE EPIGENETIK ÄNDERUNGEN AM ERBGUT BEWIRKT

Erinnern Sie sich noch an die Stunde über Epigenetik damals im Biologieunterricht? Falls ja, sind Sie wahrscheinlich ziemlich jung und hatten darüber hinaus eine extrem fortschrittliche Lehrerin. Denn die meisten Menschen haben in der Schule nie von dieser Tochterdisziplin der Genetik gehört, so neu ist ihr Aufschwung seit den 2000er-Jahren. Erst in letzter Zeit hält das Gebiet Einzug in die Lehrpläne.[14] So können selbst naturwissenschaftlich gebildete Zeitgenossen häufig wenig mit Epigenetik anfangen, weshalb hier eine kurze Einführung folgt, wie die epigenetischen Veränderungen im Detail zustande kommen.

Am besten, wir beginnen dort, wo alles anfängt: bei der Körperzelle, dem kleinsten gemeinsamen Nenner des Lebens. Mehr als 200 verschiedene Zelltypen finden sich im Menschen, sei es in Haut, Blut, Gehirn, Muskeln, Leber, Knochen oder Knorpel. Jeder dieser winzigen Bausteine enthält das gesamte Erbgut. Die Leberzelle eines Menschen trägt also dieselbe DNA wie eine Hirn- oder Netzhautzelle, selbst wenn ihre Aufgaben unterschiedlich sind. Die Gene sitzen auf den DNA-Fäden im Zellkern und enthalten codierte Baupläne für Proteine, die der Körper bei Bedarf abliest. Manche dieser Erbfaktoren, die sogenannten Haushaltsgene, sind in allen Zellen eingeschaltet. Das sind diejenigen, die Stoffwechsel, Zellteilung und Reparaturmechanismen organisieren. Andere Gene dagegen sind spezifisch für einen Zelltyp. In Neuronen werden beispielsweise Bauanleitungen für die elektrische Signalübertragung epigenetisch aktiviert, die in Leberzellen abgeschaltet sind: Letztere sollen schließlich Alkohol abbauen und sich nicht in Form elektrischer Impulse Gedanken über die Steuererklärung machen.

Die erste Aufgabe der Epigenetik besteht daher zunächst einmal darin, bei der Entwicklung ganz unterschiedlicher Gewebe den jeweiligen Zellen die richtige Aufgabe zuzuweisen. Die Epigenetik bietet demnach eine Gebrauchsanleitung für das Leben. Der Werkzeugkasten dieses Steuerungssystems gibt allerdings noch mehr her: Die Epigenetik ermöglicht es dem individuellen Genom, sich den Umweltbedingungen zeitnah anzupassen. Sie tut das allerdings nicht, indem sie die Reihenfolge der Basenpaare auf der DNA verändert (was bei Mutationen passiert), sondern indem sie regelt, welche Gene abgelesen werden und welche nicht. Dazu stehen ihr unterschiedliche zelluläre Kniffe zur Verfügung:

1. **Methylierung:** Der am besten untersuchte epigenetische Mechanismus nennt sich »Methylierung« (mehr dazu in Kapitel drei). Der Begriff leitet sich von »Methylgruppe« ab, einer der einfachsten Atomanordnungen in der organischen Chemie. Diese winzigen Bausteine bestehen lediglich aus einem Kohlenstoffatom und drei Wasserstoffatomen, entsprechend tragen sie das Kürzel $-CH_3$. Bei der Methylierung koppelt sich eine Methylgruppe an jene Bausteine der DNA, die die Informationen tragen, die sogenannten Basen. (Genau genommen geschieht die Methylierung in denjenigen DNA-Abschnitten, in denen besonders oft die Basenabfolge Cytosin–Guanin auftritt.[15]) Das Andocken der Methylgruppen erledigen spezialisierte Enzyme, sogenannte Methyltransferasen.
   Den Effekt dieses Vorgangs kann man sich wie eine Art Stoppschild vorstellen. Wo eine Methylgruppe angehef-

tet ist, wird die DNA zunehmend schwerer entzifferbar. Je mehr Stellen auf einem Gen besetzt sind, desto stärker ist seine Aktivierbarkeit gedrosselt. Bei vollständiger Methylierung ist das Gen zum Schweigen gebracht. Damit ist seine Fähigkeit eingeschränkt, Proteine zu produzieren. In gesunden Zellen lenken die chemischen Markierungen nicht nur die Aktivität von Erbfaktoren, sie schützen die Zelle auch vor fremder DNA und helfen, Fehler bei der Neubildung von DNA zu korrigieren.[16] Allerdings kann die epigenetische Veränderung bei bestimmten Genen auch von Nachteil sein: Bei Tumorsuppressoren und Genen zur DNA-Reparatur kann eine zu starke Methylierung den schützenden Effekt zunichtemachen.[17] (Bei vielen Krebserkrankungen sind Teile des Erbguts der Tumorzellen durch die Methylierungen stillgelegt.)

2. **Histon-Modifikation:** Der zweite Mechanismus der epigenetischen Steuerung dreht sich um chemische Veränderungen an Histon-Proteinen. Histone sind die Verpackungshelfer der DNA. Als 2 Meter langes Makromolekül ist der aufgedröselte DNA-Faden normalerweise zu lang für den winzigen Zellkern, der lediglich einen Durchmesser von einem hundertstel Millimeter besitzt.[18] Die Lösung für das Platzproblem liegt darin, dass sich das XXL-Molekül in kleinen Einheiten um die Histone wickelt wie ein Draht um eine Spule. Diese Struktur aus DNA und Proteinen nennt man »Chromatin«. Dank diesem Mechanismus kann die DNA zehntausendfach verkleinert und zusammengefaltet werden. Weil diese kugelförmigen Gebilde durch unverpackte DNA-Bereiche verbunden sind, erinnert die ganze Konstruktion an eine Perlenschnur.[19] Der Nachteil des faszinierenden Gebildes besteht darin, dass

die Gene in ihrer festen Verpackung nicht ohne Weiteres abgelesen werden können.

Und hier kommt die Epigenetik ins Spiel. Der Packungszustand des Chromatins kann nämlich durch das Anfügen oder Entfernen verschiedener chemischer Gruppen an bestimmte Aminosäuren der Histone verändert werden, etwa durch das Hinzufügen oder Entfernen von Acetylgruppen oder das Anhängen von Methylgruppen.

Binden sich Acetylgruppen an diejenigen Histone, um die das gewünschte Gen gewickelt ist, lockert sich die kompakte Chromatinstruktur. Die DNA wird entpackt und das Gen zugänglicher. Vermittelt wird die Acetylierung von Enzymen, die die molekularen Schalter auf bestimmte Proteinbausteine übertragen oder auch wieder entfernen. Eine Methylierung hingegen, also das Anhängen von Methylgruppen, oder eine Reduktion der Acetylgruppen verdichtet das Chromatin und erschwert das Ablesen der Informationen.[20]

Eine zu starke oder schwache Aktivität der Enzyme, die für das Anheften oder Entfernen der chemischen Verbindungen zuständig sind, steht in Verbindung mit verschiedenen Krankheiten. Bei Menschen mit Asthma etwa ist die Histonacetylase zu rege, also das Enzym, das für das Anhängen einer Acetylgruppe zuständig ist. Das führt vermutlich dazu, dass Entzündungsgene, die an der Entwicklung des Lungenleidens beteiligt sind, überaktiv werden.

3. **RNA-Interferenz:** Das dritte Instrument der epigenetischen Steuerung ist erst seit einigen Jahren bekannt und ehrlich gesagt ziemlich kompliziert. Die Methode setzt nicht an den Genen selbst an; vielmehr wird die Umsetzung der Erbfaktoren in ihre Produkte gestört, also in die Proteine. (Zur Erin-

nerung: Gene sind Bauanleitungen für Eiweißmoleküle, ohne die ein Organismus nicht funktioniert.) Im Mittelpunkt dieses molekularen Mechanismus stehen kleine RNA-Moleküle, sogenannte Mikro-RNAs. Sie sind eine Variante der RNA, welche wiederum die kleine, einfacher gebaute Schwester der DNA ist. Die Mikro-RNA-Schnipsel besitzen die Fähigkeit, die RNA-Botenmoleküle zu neutralisieren und dadurch die Übersetzung einzelner Gene in das zugehörige Protein zu verhindern.[21] Ein ähnliches Phänomen kennt man aus der Physik unter dem Namen »Interferenz« bei Wellen ähnlicher Länge, die aufeinandertreffen und sich gegenseitig eliminieren. Entsprechend spricht man hier von RNA-Interferenz (RNAi). Dieser Mechanismus ermöglicht der Zelle noch eine epigenetische Einflussnahme, selbst nachdem die Information bereits von der DNA abgelesen wurde. Für die Entdeckung dieses natürlichen Zellmechanismus erhielten die beiden US-Genforscher Andrew Fire und Craig Mello im Jahr 2006 den Nobelpreis für Physiologie oder Medizin.

Neben der DNA-Methylierung und der Histon-Modifikation, den beiden wichtigsten epigenetischen Reglern, gibt es noch weitere molekulare Mechanismen zur Steuerung der Schalterstellungen in der Zelle.[22] Experten bezeichnen das ganze Drumherum aus chemischen Markern und Faktoren, die die DNA umgeben, als »Epigenom« oder »zweiten Code des Lebens«.

Die wichtigste Eigenschaft dieser Modifikationen ist ihre Flexibilität. Manche Veränderungen überdauern nur Minuten, andere Tage, einige Jahre, und wieder andere halten für immer an. Was diese epigenetischen Prägungen konkret bewirken, lässt sich in Zellkulturexperimenten oder im Tiermodell gut untersuchen, beispielsweise indem man Ratten zum Schwimmtraining schickt.

Ein Forscherteam um Edward Ojuka von der Universität Kapstadt hat das getan und anschließend die Gene der Tiere untersucht. Konkret interessierten sich die Sportmediziner für einen Abschnitt auf der DNA, der für die Herstellung eines Proteins zuständig ist, das in der Membran der Muskelzelle sitzt. Als Transporterprotein hilft dieses Eiweiß der Zelle, den Muskeltreibstoff Glukose aus dem Blut zu fischen. Das versorgt nicht bloß die kleinen Kraftsparkassen mit Energie, es senkt zugleich den Blutzuckerspiegel und schützt so vor Typ-2-Diabetes.

Tatsächlich schalteten die Gene der ertüchtigten Ratten auf gesund um. Ihre Histone trugen mehr Acetylgruppen, die das Abrufen nahe gelegener Erbfaktoren erleichtern.[23] Auf diese Weise wurde die Bauanleitung für den Glukosetransporter bei den aktiven Nagern häufiger abgelesen. Mehr Türöffner für Glukose in der Muskelzelle, das bedeutet: mehr Energie, weniger Zucker im Blut und mehr Schutz vor Diabetes. Wasserratten besitzen einfach den besseren Stoffwechsel, auch solche mit zwei Beinen.

GENE ODER UMWELT? – ZWILLINGE UND DIE MACHT DER EPIGENETIK

Eineiige Zwillinge und Mäuse teilen eine Gemeinsamkeit. Diese Lebewesen zählen zu den Lieblingsobjekten der medizinischen Forschung: die Nager, weil sie bequem zu halten sind und mit zwei Jahren einen für Säugetiere kurz bemessenen Lebenszyklus aufweisen; die Zwillinge, weil ihre DNA zu 99,99 Prozent übereinstimmt. Entwickeln sich Geschwister aus ein und derselben

Eizelle, sind ihre Erbinformationen so gut wie identisch. Die gleichen Gene und Chromosomen – das bedeutet normalerweise auch die gleiche Nase, die gleichen Augen, das gleiche Lachen. Selbst die moderne Gesichtserkennung in Smartphones kann eineiige Zwillinge nicht auseinanderhalten. Mit diesen Voraussetzungen eignen sich die Beinahe-Klone ideal für Vergleichsstudien. Welchen Einfluss nehmen die Gene auf bestimmte Merkmale? Und welchen die Umwelt, also die Epigenetik?

Von der Körpergröße und Augenfarbe über Intelligenz und sexuelle Orientierung bis hin zu den Lieblingsspeisen haben Zwillingsforscher so gut wie jedes menschliche Merkmal unter die Lupe genommen, seit der britische Naturforscher Francis Galton (1822–1911) in den 1870er-Jahren als Erster begann, die Verteilung von bestimmten Eigenschaften innerhalb von Familien zu studieren. Dabei bemerkte der Vetter von Charles Darwin (1809–1882) unter anderem, dass Söhne ungewöhnlich hochgewachsener Väter eher etwas kleiner waren als ihre Erzeuger. Ihre Körpergröße näherte sich dem Bevölkerungsschnitt an – ein »Regression zur Mitte« genanntes Phänomen, mit dem Galton einen wichtigen Beitrag für das Gebiet der Statistik lieferte.

Suchten die Familienfahnder in den ersten Jahrzehnten überwiegend nach den Gemeinsamkeiten, rückten in jüngerer Zeit die Unterschiede in den Fokus. Warum kämpft ein eineiiger Zwilling mit Typ-2-Diabetes, während seine Dublette – trotz identischer Mitgift – verschont bleibt? Wieso treten Depressionen, Schilddrüsenüberfunktionen oder Bluthochdruck bei gleichem Genom nicht automatisch im Doppelpack auf? Erkrankt ein Zwilling beispielsweise an Krebs, springt das Risiko für den anderen Zwilling, früher oder später dieselbe Diagnose zu erhalten, auf 46 Prozent.[24] Das ist einerseits hoch, liegt andererseits aber nur 14 Prozent über dem Bevölkerungsdurchschnitt. Ganz offensichtlich spielen die Gene selbst bei eineiigen Zwillingen nicht die alles entscheidende Rolle, wenn es um die großen Volkskrankheiten geht.

Mit dieser Erkenntnis wächst die Bedeutung der Umwelt – und damit der Epigenetik. Als Erster widmete sich der Spanier Manel Esteller 2005 der Frage, wie das tagtägliche Leben die Klaviatur der Gene bei eineiigen Zwillingen verändert.[25] Dazu analysierte der Genetiker von der Universität Barcelona Gewebeproben von vierzig Geschwisterpaaren im Alter zwischen 3 und 74 Jahren. Wie zu erwarten, wiesen ihre Genome praktisch keinen Unterschied auf. Mitunter deutliche Abweichungen zeigten hingegen die Aktivitätsmuster bestimmter Gene, und das umso mehr, je älter die Probanden waren.

Es war offensichtlich: Im Lauf der Jahre greifen Erfahrungen, Gewohnheiten und Umwelt in das Mischpult der Genregulation ein. Die Epigenome differenzieren sich zunehmend auseinander. Besonders groß sind die Abweichungen bei Zwillingen, die getrennt voneinander aufwachsen oder leben. Je unterschiedlicher ihr Alltag – von der Ernährung über Sport und Krankheiten und Beruf bis hin zu Drogenkonsum –, desto größer die Kontraste.

Streng genommen beginnt die epigenetische Auseinanderentwicklung von eineiigen Zwillingen bereits im Bauch der Mutter. Denn selbst hier weichen die Umweltbedingungen etwas ab. Der eine Embryo liegt näher am mütterlichen Herzen, der andere ein Stück entfernter. Auch der Blutzufluss durch die Plazenta ist unterschiedlich. Selbst solche kleinen Modulationen schlagen sich bereits in den Prägungen des Erbguts nieder, wie der australische Zellbiologe Jeff Craig herausfand, als er Nabelschnurblut und Mutterkuchen von insgesamt 34 neugeborenen Zwillingen untersuchte.[26] Bei der Zeugung noch genetisch identisch, kamen die

Geschwister bereits mit unterschiedlichem Genaktivitätsmuster zur Welt.

Ob Zwilling oder Einling: Niemand kann sich dem Einfluss der Umwelt entziehen. Oder andersherum formuliert: Jeder hat die Chance, dass er seiner biologischen Mitgift durch den richtigen Lebensstil ein Schnippchen schlägt. Diese Erkenntnis aus der Zwillingsforschung wird vielfach durch Untersuchungen bestätigt, die sich mit der Genetik von Volkserkrankungen bei der Durchschnittsbevölkerung beschäftigen. Dabei zeigte sich zwar, dass bestimmte Gendefekte mit zum Teil schweren Leiden zusammenhängen. Das Paradebeispiel sind Mutationen in den BRCA1- oder BRCA2-Genen. Frauen mit dieser erblichen Veranlagung tragen ein bis zu 85 Prozent erhöhtes Risiko für Brustkrebs. Ein Erbleiden kann auch dahinterstecken, wenn schlanke Menschen trotz Sport und gesunder Ernährung hohe Cholesterinwerte nicht in den Griff bekommen. Bei dieser familiären Hypercholesterinämie ist meist das Gen des LDL-Rezeptors defekt, das am Abbau von LDL-Cholesterin im Körper beteiligt ist (gr. *hypér* [über, übermäßig, über – hinaus]).

Doch solche Fälle sind zum Glück rar. Nur 3 bis 4 Prozent aller Brustkrebserkrankungen gehen auf das Konto der Risikogene. Auch bei Fettstoffwechselstörungen trägt die elterliche Mitgift selten die Hauptschuld. Gerade bei komplexen Volkskrankheiten wie Asthma, Typ-2-Diabetes oder Demenz überlagern sich die Wirkungen zahlreicher Erbfaktoren mit den Einflüssen von Umwelt und Lebensstil. Bei koronaren Herzkrankheiten (KHK) beispielsweise – der weltweit häufigsten Todesursache – kennen Forscher inzwischen mehr als 250 Genorte, die mit der Verengung der Herzgefäße in Verbindung stehen.[27] Bei Heuschnupfen sind mindestens 62 Risikogene beteiligt.[28]

Weil mit der Zahl der krankheitsbezogenen Loci zugleich ihre biologische Bedeutung sinkt, erhöhen diese genetischen Variationen das KHK-Risiko nur minimal. Es ist wie im richtigen Leben. Je mehr Beteiligte ein Wörtchen mitreden, desto kleiner wird ihre jeweilige Rolle. Umgekehrt steigt die Bedeutung von Sport, gesunder Ernährung oder Stressabbau. Sie bestimmen unsere Gesundheit zu etwa 60 bis 70 Prozent, schätzt die Medizin. In diesem Punkt unterschieden sich eineiige Zwillinge nicht vom Rest der Menschheit. Die Erbanlagen mögen das Leben ein mehr oder weniger großes Stück weit bestimmen. Aber auch das Leben bestimmt über die Gene.

EXPEDITION INS TIERREICH – WAS UNS BIENEN, MÄUSE UND AMEISEN ÜBER DIE EPIGENETIK LEHREN KÖNNEN

Unruhig tapsen die jungen Nager durch ihre Kunststoffbox. Während die Beine halb in den breiten Holzspänen versinken, die den Käfigboden bedecken, recken sich die Nasenspitzen in die Höhe. Vergeblich versuchen die neugeborenen Labormäuse, den Duft der Mutter zu erfassen. Die leckte ihnen eben noch fürsorglich das Fell sauber, bis das Tier von den Forschern des Max-Planck-Instituts für Psychiatrie in München in eine separate Box versetzt wurde.

Die Trennung ist nur vorübergehend, doch das reicht bereits, damit sich das Erlebnis in das Epigenom einschreibt: Die traumatisierten Jungmäuse zeigen bei späteren DNA-Analysen ein verändertes Methylierungsmuster bestimmter Gene in den Gehirnregionen, die für die Stressbewältigung zuständig sind.[29] Als Folge davon produzieren ihre Nervenzellen zu viel Vasopressin, ein Schlüsselfaktor für die Steuerung von Alarmhormonen, Gedächtnis und Emotionen. Die Tiere geraten zeitlebens leicht in Stress, Antrieb und Erinnerungsvermögen sind in Mitleidenschaft gezogen.

Die biologische Nähe zum Menschen macht Mäuse zu beliebten Studienobjekten. 95 Prozent der Gene in ihrem Erbgut besitzt der Mensch in ähnlicher Form.[30] Versuche wie das bereits vor einigen Jahren erfolgte Trennungsexperiment der Münchner Wissenschaftler sind deshalb ein erprobter Weg, mehr über die Epigenetik zu erfahren. Aber auch von Bienen, Schmetterlingen und Ameisen lernen Forscher viel über die grundlegenden Mechanismen der Epigenetik. Und dies sogar, ohne dass sie den Tieren auf die Nerven gehen.

Eines der Paradebeispiele dafür, dass die Regulierung von Genen mitunter entscheidender ist als ihre bloße Ausstattung, liefern Bienen. Bekanntlich besteht ein Bienenstock aus Abertausenden von Arbeitsbienen, die einer einzelnen Bienenkönigin unterstehen. Sie ist das pochende Herz des Schwarms. Während die Arbeiterinnen nur einige Monate leben, erreicht die Königin ein Alter von mehreren Jahren. Zudem ist sie die Einzige im Bienenstock, die fruchtbar ist. Ihr Leben besteht im Wesentlichen aus Eierlegen. Das Interessante dabei: Genetisch gesehen sind die Arbeitsbienen und ihr weiblicher Souverän völlig identisch.

Was hebt die Bienenkönigin auf den Thron? Es ist ein spezielles Superfood namens Gelée royale. Neben Wasser und Zucker enthält dieses Sekret Proteine, Fett, B-Vitamine und Spurenelemente.[31] Das nährstoffreiche Futter bekommen bei der Geburt noch alle Larven von ihren Ammenbienen. Nach drei Tagen wird die Mahlzeit der Arbeitsbienen jedoch zunehmend mit Honig und Pollen vermengt.

Anders die Bienenkönigin: Sie erhält das Gelée royale auch weiterhin pur und wird zeit ihres Lebens damit gefüttert. Der kostbare Futtersaft der Ammenbienen bewirkt, dass an bestimmten Genregionen ein Methylmolekül angehängt wird; und diese Markierung beeinflusst das Schicksal der Larven, indem es die Aktivität bestimmter Gene modifiziert. Statt nach wenigen Wochen oder Monaten zu sterben wie die Arbeiterinnen, steigt die Lebensdauer der Bienenkönigin auf drei Jahre und länger. Und statt mühsam den Insektenstaat am Laufen zu halten, kümmert sich die Monarchin ausschließlich darum, Nachwuchs in die Welt zu setzen.

Ähnliche Phänomene beobachten Forscher bei Ameisen. Sie sind soziale Insekten wie die Bienen und bilden einen Staat mit drei Kasten. Dessen weibliche Mitglieder – Königin, Soldatinnen, Arbeiterinnen – unterscheiden sich in Aussehen und Verhalten, obwohl alle Individuen die gleichen Gene teilen. Auch hier machen die epigenetischen Markierungen den Unterschied. Die Schalter, die das Schicksal der jungen Tiere bestimmen, werden durch Umweltreize wie Futter, Tageslänge oder Temperatur und Luftfeuchte im Nest gesetzt.[32] Mitunter ändern sich die Zelleigenschaften sogar noch in höherem Alter. Bei der Ameisenart Harpegnathos saltator, die in Indien vorkommt, können sich selbst ausgewachsene Arbeiterinnen in Pseudoköniginnen verwandeln. Die ehemaligen Proletarierinnen verhalten sich dann wie echte Herrscherinnen, legen Eier und leben fünfmal länger.[33]

Der Molekularbiologe Roberto Bonasio von der Universität Pennsylvania, der dieses Phänomen im Jahr 2020 untersuchte, identifizierte rund zweitausend Gene im Gehirn der Tiere, die bei diesem Karrieresprung ihre Aktivität ändern:[34] ein faszinierendes Meisterstück der Epigenetik!

Das Tierreich – und auch die Pflanzenwelt – steckt voller Beispiele, wie äußere Signale biochemische Veränderungen an der DNA auslösen und so das Ablesen der Gene steuern. Das erhöht die Flexibilität des Erbguts und hilft den Organismen, sich rasch an neue Umweltbedingungen anzupassen. Wenn sich Wasserflöhe von räuberischen Mückenlarven in ihrem Gewässer bedroht fühlen, bilden die Krebstierchen über die epigenetische Umprogrammierung verlängerte Schwanzspitzen oder Nackenstacheln aus. Damit sind sie als Beute zu groß. Diese Verteidigungsmechanismen können auch an die Nachkommen vererbt werden, wie Zoologen von der Ludwig-Maximilians-Universität in München anhand der Art Daphnia cucullata (Helm-Wasserfloh) zeigten.[35] Ohne dass sich das Genom verändert, übertragen Eltern die wehrhaften Auswüchse, mit denen sie sich an die veränderte Umwelt angepasst haben, an einige Folgegenerationen. Eine ähnliche Strategie verfolgt der Wilde Rettich. Auf Raupenfraß reagiert Raphanus raphanistrum, indem er die Dichte der schützenden Pflanzenhaare auf den Blättern erhöht.[36] Auch dieser Abwehrmechanismus ist übertragbar auf die Ableger des Kreuzblütengewächses.

Möglicherweise können die erworbenen Eigenschaften, die nicht im DNA-Code gespeichert sind, manchen bedrohten Arten helfen, sich an den rapiden Klimawandel anzupassen. Diese Hoffnung äußert der Hamburger Neurobiologe und Wissenschaftsautor Peter Spork, der mit Büchern und Vorträgen dazu beitrug, die Epigenetik in Deutschland populär zu machen. In einem Newsletter von 2018 weist er auf ein Experiment des Red Sea Research Centers der saudischen König-Abdullah-Universität für Wissenschaft und Technologie hin, das zeigt, wie sich die Korallenart Stylophora pistillata mit einer zunehmenden Übersäuerung des

Wassers arrangiert. »In den Ozeanen steigt wegen des Klimawandels derzeit der pH-Wert an, was ganze Korallenriffe bedroht, da es den Tieren den Bau ihrer Kalkskelette erschwert«, schreibt Spork.[37] Als Antwort auf den Säurestress veränderten die untersuchten Meeresbewohner ihre Genregulation. Zellen und Polypen vergrößerten sich, die Skelette wurden großporiger – offenbar zum Schutz vor den Folgen der steigenden Wassertemperaturen. Eine derartige Anpassung ist über den klassischen evolutionären Prozess à la Darwin kaum zu schaffen. Der schrittweise Weg über Mutation und Selektion dauert einige Jahrzehnte. Die Epigenetik schafft das deutlich schneller.

GRÜNER WIRD'S DOCH – EPIGENETIK IN DER PFLANZENWELT

Auch im Pflanzenreich spielt Epigenetik eine Rolle, sogar eine besonders wichtige. Weil die verwurzelten Lebewesen ihren Standort bei Trockenheit oder Schädlingsbefall nicht einfach aufgeben können, nutzen sie diese flexible Anpassung der Genaktivierbarkeit umso intensiver. Statt bei Hitze in den Schatten zu wechseln, wie sich andere Kreaturen bemüßigen, wirft die Ackerschmalwand Arabidopsis bestimmte Gene wie etwa »Forgetter1« an, die sie vor Stress durch die hohen Temperaturen bewahren. Selbst wenn es rasch wieder abkühlt, bleiben die epigenetischen Schalter an der DNA noch einige Tage lang aktiv. Das unscheinbare Unkraut, eine beliebte Modellpflanze der Botaniker, verharrt im Alarmzustand und kann die Schutzmoleküle bei Bedarf erneut mobilisieren.[38]

Auf spektakuläre Weise bekannt geworden ist dieser epigenetische Mechanismus im Mai 1990. Damals pflanzten Gärtner des

Kölner Max-Planck-Instituts für Pflanzenzüchtungsforschung auf ihrem Gelände Zehntausende genmanipulierter Petunien aus: kleine, blühfreudige Sommergewächse, denen sie zuvor ein Farb-Gen aus Mais eingeschleust hatten.[39] Während die Arbeiter in der Sonne schwitzten, demonstrierten Umweltschützer vor dem Zaun gegen den ersten Freilandversuch mit gentechnisch veränderten Pflanzen in Deutschland. Das Ziel des Experiments: Es galt, sogenannte springende Gene zu untersuchen, ein Phänomen, das im Normalfall dafür gesorgt hätte, dass einige der lachsroten Petunien in die Farbe Weiß umschlagen.

Wie sich herausstellte, wechselten allerdings nicht bloß eine Handvoll der Pflanzen ihre Farbe, sondern die meisten. Die Natur hatte den Genetikern ins Handwerk gepfuscht: Der ungewöhnlich heiße Sommer aktivierte biochemische Prozesse in den Gewächsen, die das künstlich eingeführte Farben-Gen stummschalteten. Der lachsrote Teppich aus Petunien erbleichte.

Auf einem Umweg hatte sich der Versuch doch ausgezahlt. Denn dank des Gentechnik-Flops erhielt ein damals noch wenig bekanntes Phänomen erstmals breite Aufmerksamkeit: nämlich die Tatsache, dass es neben den klassischen Vererbungsregeln noch einen zweiten Code gibt, der für Pflanzen von großer Bedeutung ist, um sich an veränderte Umweltbedingungen anzupassen. Mittlerweile ist klar, dass Petunien, aber auch Petersilie oder Platanen ein Spektrum epigenetischer Mechanismen nutzen, die es ihnen erlauben, bei Hitze cool zu bleiben. Steigen die Temperaturen, lockert sich die Struktur, mit der die DNA im Zellkern eng um die Histone gewickelt ist. Diese Art der Verpackung wird »Nukleosom« genannt und ermöglicht es, das meterlange Erbmolekül auf winzigem Raum zu komprimieren. Bei zunehmender Wärme sorgt ein Histonprotein namens H2A.Z dafür, dass sich diese Konstruktion entwirrt. Die DNA wird damit besser zugänglich. Auf solche Weise können bestimmte Enzyme an definierte Gene andocken und dafür sorgen, dass diese Erbfaktoren aktiviert oder aber ausgeschaltet werden. Und das wiederum steuert den Wasserhaushalt der Pflanze oder ihr Längenwachstum. Dabei erweisen sich diese Lebewesen als sehr sensibel: Die Organismen nehmen sogar Temperaturunterschiede von einem einzigen Grad Celsius wahr.

Epigenetische Modifikationen helfen Pflanzen nicht nur, sich vor Hitze, Trockenheit oder Parasiten zu schützen. Mithilfe dieses Über-Codes formt das Grünzeug sogar molekulare Erinnerungen an vergangene Kälteperioden. Mit dem Wissen, dass der Winter gerade hinter ihnen liegt, blühen Veilchen an warmen Märztagen auf, während sie bei den gleichen Temperaturen im September verschlossen bleiben. So treffen die Blumen zielsicher die Vegetationszeit, um sich zu entfalten und zu vermehren. (Die flexiblen Merkmale beeinflussen demnach das *Wann*. Die Information für das *Wie*, also der Aufbau der Blüten, ist hingegen fest in der DNA-Sequenz eingeschrieben.)

Fun Fact am Rande: Das Umschalten eines Gens, das den Blühvorgang mit auslöst, erfolgt in den Pflanzenzellen nach einem Zufallsmuster. Damit steigt die Zahl der Zellen, die bereit sind, in den Fortpflanzungsmodus zu wechseln, vergleichsweise langsam an.

»War das Wintersignal zu kurz, reagiert die Pflanze unwillig auf den Frühling, da weniger Zellen diesen epigenetischen Prozess vollzogen haben. Eine solche molekulare Erinnerung integriert nicht nur Umwelteinflüsse, sondern oft auch Reifungsprozesse. So werden Gene, die für die Entstehung des pflanzlichen Embryos und zur Unterdrückung der Keimung benötigt werden, mit Beginn der Keimung abgestellt, damit sich die Pflanze entwickeln kann«, schreibt die Kölner Biologin Franziska Turck in einem Bericht des Max-Planck-Instituts für Pflanzenzüchtungsforschung.[40]

Zu den Besonderheiten im Reich der Pflanzen gehört auch, dass sie ihre molekularen Erinnerungen etwa über den optimalen Blühzeitpunkt an die nächste Generation weiterreichen. Das klappt bei diesen Organismen leichter als bei Säugetieren, weil Pflanzen keine strikte Trennung zwischen gewöhnlichen Körper- und Keimzellen kennen. Beim Menschen reagieren Erstere zwar auf Umweltreize, können diese Information aber nicht an Nachkommen weitergeben. Das gelingt nur Spermien und Eizellen – und in diesen Keimzellen werden die epigenetischen Marker größtenteils gelöscht (wenn auch längst nicht vollständig, wie man heute weiß). Der klassischen Lehre zufolge vererben Menschen immer nur den Text der Gene, ohne Anweisungen, wie diese reguliert werden sollen. Pflanzen kennen eine solche Reset-Taste nicht. Stattdessen nutzt jede Generation die Möglichkeit für ein Feintuning, indem sie bestimmte epigenetische Informationen hinzufügt oder entfernt.

Auf einen Blick

Die Biochemie der Epigenetik

Körperzellen lesen nur jene Gene ab, die sie gerade benötigen. Die übrigen Erbfaktoren werden markiert und damit stillgelegt. Mit diesem Mechanismus steuern Umwelteinflüsse die Aktivität der Gene. Auch die Spezialisierung der Zellen im Lauf der Entwicklung eines Organismus wird so geregelt.

Über den Zugang zu den DNA-Sequenzen entscheiden bestimmte Biomoleküle, die wie chemische Schlösser für unser Erbgut funktionieren: vor allem Methylgruppen und Histone. Die Methylgruppen – ein Kohlenstoffatom, drei Wasserstoffatome – docken wie Signalflaggen an die DNA-Basen an. Dabei helfen spezialisierte Enzyme, die sogenannten Methyltransferasen. Bei der Histon-Modifikation werden entweder Methyl- oder Acetylgruppen an Histone gehängt, das heißt an die DNA-Verpackungsproteine.

Wenn sich Körperzellen teilen und vermehren, geben sie ihre epigenetischen Prägungen an die Tochterzellen weiter. Anders als genetische Mutationen lassen sich diese Veränderungen prinzipiell beheben. Unser Erbgut bleibt sozusagen ständig in Bewegung.

ZWEI

DAS GEDÄCHTNIS DER ZELLE – DIE EPIGENETISCHE ALTERSUHR ALS BIOMARKER

WIE EPIGENETISCHE UHREN DAS WAHRE ALTER DES KÖRPERS AUF WENIGE MONATE GENAU ERFASSEN

Wenn der amerikanische Tech-Unternehmer Bryan Johnson, 45, nach seinem Alter gefragt wird, hat er zwei Angaben parat. Zum einen die offizielle Zahl, die auf seinem Geburtsdatum beruht und die unweigerlich mit jedem Kalenderjahr zunimmt, und außerdem ein zweites Datum, das von dem ersten zunehmend abweicht, weil es sich in die entgegengesetzte Richtung entwickelt.

»Project Blueprint«, also Blaupause, nennt Johnson sein Vorhaben, mit dem er den Alterungsprozess zumindest teilweise rückgängig machen möchte. Dafür steuern ihm dreißig Ärzte und Fitnessexperten die neuesten Technologien und Erkenntnisse aus der Longevity-Forschung bei: angefangen von einer veganen Spezialdiät mit täglich maximal 1977 Kilokalorien sowie täglich mindestens einer Stunde Work-out bis hin zu einer konsequenten Schlafroutine, die mit dem zweistündigen Tragen einer Brille beginnt, die schädliches Blaulicht filtert.

Über den Tag verteilt nimmt Johnson zwei Dutzend Pillen ein, vor allem Nahrungsergänzungsmittel wie Omega-3-Fettsäuren, Lykopin oder Brokkolisamen-Extrakt, aber auch Melatonin oder eine Mikrodosis Lithium für die Gehirngesundheit. Um frühere Sonnenschäden rückgängig zu machen, trägt er täglich sieben Cremes auf die Haut auf. Eine spezielle Klangtherapie dient dazu, seine Hörleistung zu steigern. Eine Fülle von Check-ups, von der simplen Körperfettmessung bis zum Hirnscan, geben ihm Aufschluss über seinen aktuellen Zustand. Selbst im Schlaf zeichnet er Vitalfunktionen auf.

Die erklärte Absicht des Unternehmers, der mit dem Verkauf des Bezahldienstleisters Braintree Payment an eBay ein dreistelliges Millionenvermögen verdient hat, besteht darin, seine Organe nachhaltig zu verjüngen. Und tatsächlich scheint Bryan Johnson auf gutem Weg. Laut seinen Ärzten weist er die Herzgesundheit eines 37-Jährigen auf, eine Haut wie ein 28-Jähriger sowie eine Lungenkapazität, wie sie sonst nur ein 18-Jähriger besitzt.[41] Insgesamt liegt sein biologisches Alter um 5,1 Jahre niedriger als sein Passalter, wie er auf seiner Website www.bryanjohnson.co dokumentierte.

Man mag die radikale Hingabe von Johnson an sein Anti-Aging-Projekt exzentrisch finden – die typische Laune eines kalifornischen Multimillionärs –, doch im Prinzip ist sein Vorgehen weniger ungewöhnlich, als es klingt. Mittlerweile kann jeder Normalbürger sein biologisches Alter für etwa 200 Euro mit einer simplen Speichelprobe bestimmen lassen, beispielsweise um zu prüfen, ob sich der Besuch im Fitnessstudio oder der Rauchstopp gelohnt hat. Die revolutionären Körperuhren, die diese Feststellung ermöglichen und die auch Bryan Johnson nutzt, ticken in Blut- ebenso wie in Hirn-, Muskel- oder Leberzellen.

Das Räderwerk dieser molekularen Zeitmesser beruht auf Epigenetik, also auf den flexiblen chemischen Veränderungen rund um den DNA-Strang, die bestimmen, wie Gene abgelesen werden. Diese Methylierungsstellen im Genom verändern sich teils mit den Umwelteinflüssen, teils mit dem Altern. Unter den etwa zwanzig Millionen Schaltermolekülen gibt es einige tausend, deren Zustand eng mit der verstrichenen Lebenszeit verknüpft ist.[42] Diese chemischen Zeiger schreiten im Gleichklang mit den verstrichenen Jahren fort, wenn auch nicht unbedingt parallel mit dem chronologischen Alter. Weil die Markierungen bei der Zellteilung weitergegeben werden, tragen selbst weiße Blutkörperchen die Alterssignatur ihres Spenders, obwohl ihre Lebensdauer nur acht bis zwölf Tage beträgt.[43]

Entdeckt wurden diese Zusammenhänge – wo sonst? – in Kalifornien, dem Mekka der Anti-Aging-Forschung. Der bereits erwähnte Humangenetiker und Biostatiker Steve Horvath (UCLA) stieß auf die Altersbiomarker. Wie so oft bei großen Funden spielte auch der Zufall eine Rolle. Horvath war von einem anderen Wissenschaftler an der UCLA um Hilfe gebeten worden. Der Forscherkollege interessierte sich für die Zusammenhänge von Epigenetik und sexueller Orientierung. Dazu sammelte er Speichel von eineiigen Zwillingen, die sich zu unterschiedlichen Geschlechtern hingezogen fühlen. Steve Horvath ist heterosexuell; sein Bruder Markus, ein Psychiater, ist schwul. Beide gaben ihren Speichel ab. Da Horvath in Mathematik promoviert wurde, bot er seinem Kollegen an, dessen Zwillingsstudie statistisch auszuwerten. Dabei bestätigte sich der vermutete Zusammenhang zwischen epigenetischen Motiven und sexueller Orientierung allerdings nicht. »Es gab keinen Hinweis auf Homosexualität«, so Horvath. »Aber da die Daten auf meinem Computer lagen, sagte ich, lass mich nach Alterungseffekten schauen.«[44]

Horvath begann, die Methylierungsmuster aus den Speichelproben der Probanden mit ihrem Alter zu vergleichen – und hier wurde er tatsächlich fündig. »Ich bin vom Stuhl gefallen, denn das Signal für die Alterungsprozesse war stark«, sagt er.[45] Die epigenetischen Marker rund um den DNA-Strang veränderten sich eindeutig, je älter die Zellen waren. Im nächsten Schritt erfasste Horvath die Methylierungsmuster von achttausend Menschen. Aus diesem Datenberg identifizierte er 353 markante Stellen auf der DNA, deren Status (das heißt: »Ist eine Methylgruppe angelagert oder nicht?«) ihm erlaubt, eine epigenetische Altersschätzung abzuleiten. Mithilfe eines selbst entwickelten Computeralgorithmus gelang es ihm, das biologische Alter eines Menschen mit einer Abweichung von 3,6 Jahren vorherzusagen.[46]

Horvaths Ergebnisse waren so hochwertig, dass seine Veröffentlichungen von wissenschaftlichen Gutachtern zunächst skeptisch betrachtet wurden. Die Werte waren zu gut, um wahr zu sein. Dazu muss man wissen, was solche Indikatoren gemeinhin leisten. Ein sehr guter Biomarker erreicht zumeist eine Korrelation von 0,6 bis 0,7. (Eine Korrelation von 1 wäre die absolute Übereinstimmung.) So liegt beispielsweise die statistische Beziehung zwischen der Telomerenlänge und dem biologischen Alter bei 0,5. Telomere sind DNA-Segmente am Ende eines Chromosoms, die im Lauf des Lebens bei jedem Teilungsvorgang der Zelle immer kürzer werden. Ihre Länge bildete bis zu Horvath den besten Messparameter für den Stand der Zellalterung. Horvath lag mit seinem epigenetischen Algorithmus bei unglaublichen 0,96.[47]

Seit der Publikation 2013 im Fachblatt *Genome Biology*[48] hat Steve Horvath seine Uhr zunehmend verfeinert.

Zugleich stellten andere Forschergruppen ihre eigenen Zeitmesser vor. Diese funktionieren nach demselben Prinzip wie »Horvath's Clock«, nutzen aber andere genetische Schalter und eigene Algorithmen für ihre Analyse. Bei Speichelproben hat sich die Genauigkeit auf 2,7 Jahre erhöht, bei bestimmten weißen Blutzellen auf 1,9 Jahre und bei Nervenzellen der Hirnrinde auf 1,5 Jahre.[49]

Mittlerweile gibt es im Internet Anbieter (zum Beispiel »neotes bioAge Test«, »MoleQlar epiAge«, »Cerascreen Genetic Age Test«), die die Gen-Uhren sogar als Selbsttest für zu Hause anbieten: Einfach Speichelprobe oder einen Tropfen Blut auf ein

Testkit geben, die Probe ins Labor schicken, zwischen 150 und 300 Euro überweisen, und wenig später erfährt man, was die Lebensuhr der Zellen geschlagen hat. »Diese Kenntnis kann uns helfen, uns in eine positive Richtung zu verändern, Weichen umzustellen. Oder sie kann uns bestätigen, weiterhin einen gesunden Lebensstil zu führen. Sie könnte uns aber auch motivieren, ungesunde Gewohnheiten abzustellen, etwa mit dem Rauchen aufzuhören, Hilfe im Kampf gegen starkes Übergewicht zu suchen oder sich beispielsweise beim Alkoholkonsum zu mäßigen«, sagt Peter Spork, der die Entwicklungen der Epigenetik seit den Anfängen verfolgt.[50]

Für die Alternsforschung brachte die epigenetische Uhr eine Zeitenwende mit sich. Zum ersten Mal können Wissenschaftler per Analyse der Zell-DNA präzise messen, ob eine Verjüngungskur tatsächlich funktioniert. Wie gesund ist eine »gesunde« Ernährung wirklich? Wie viel Extra-Lebenszeit lässt sich vermutlich durch Sport herausholen? Und welche Gene werden bei Menschen aktiviert, die regelmäßig Joggen oder Yoga betreiben?

Um solche Fragen zu beantworten, genügt es, anhand einer kleinen Zellprobe, etwa aus dem Speichel oder einem Muskel, das Methylierungsmuster der DNA zu bestimmen. Hat man einmal den Basiswert einer Studiengruppe ermittelt – also die epigenetischen Schalterstellungen zu einem bestimmten Zeitpunkt –, kann man danach den Lebensstil der Probanden jederzeit erneut auf den Prüfstand stellen.

Auch krankheitsbedingte Veränderungen in den Zellen lassen sich mithilfe der Analyse der DNA-Methylierungsmuster besser verstehen. So zeigt sich, dass HIV-Patienten mit aktiven Virusinfektionen ein deutlich höheres biologisches Alter aufweisen als Patienten mit gut eingestellter Infektion. Auch die Erkenntnis, dass starkes Übergewicht wie ein Altersturbo auf die Leber wirkt, geht auf die Horvath-Uhr zurück. Den Zusammenhang entdeckte 2015 ein Team um den Gastroenterologen Jochen Hampe vom Universitätsklinikum Dresden, nachdem man die Gewebeproben von 1200 Patienten ausgewertet hatte. »Bei einer 100 Kilogramm schweren Frau von 1,65 Meter ist die Leber etwa drei Jahre älter, als sie es bei einem Körpergewicht von 70 Kilogramm wäre«, erklärt Hampe.[51] Auf das Alter von Blutzellen, Muskeln und Fettgewebe hingegen übt Fettleibigkeit der Studie zufolge dagegen keinen Einfluss aus.

Das Hauptinteresse der unterschiedlichen Forschungsgruppen, die mit den verschiedenen epigenetischen Uhren arbeiten, gilt der Frage, welchen Einfluss Lebensstil und Umwelt auf das Tempo unserer Alterungsprozesse haben. Dabei zeigte sich jüngst, dass das biologische Alter überraschend fluide ist. In besonderen Stressphasen, etwa nach Operationen oder einer schweren Covid-19-Erkrankung, kommt es häufig zu einem Altersschub in den Zellen. Selbst bei einer Schwangerschaft rückt der Zeiger des epigenetischen Chronometers rascher nach vorn. Nach der Entbindung oder Gesundung springt die innere Uhr wieder auf den vorherigen Wert.

Tatsächlich mehren sich Hinweise, dass der Rückgang der gesunden Körperfunktionen zumindest teilweise umkehrbar ist.

Der Tech-Unternehmer Bryan Johnson liefert ein anekdotisches Beispiel. Ein anderes stammt aus einer Untersuchung, die der Altersforscher Gregory Fahy aus Los Angeles vorgenommen hat. Im Rahmen der mittlerweile berühmten »TRIIM«-Studie[52] (*Thymus Regeneration, Immunorestoration and Insulin Mitigation*) verabreichte der Biogerontologe neun gesunden Männern im Alter von 51 bis 65 Jahren ein Jahr lang das menschliche Wachstumshormon HGH. Dieses Steuerhormon reguliert unter anderem die

Zellerneuerung und Regeneration des Körpers. Mit zunehmendem Alter produziert die Hypophyse immer weniger davon. Zusätzlich nahmen die Probanden die Hormonvorstufe DHEA und das Diabetesmittel Metformin ein. Die beiden Begleitstoffe zeigten positive Effekte auf Alterungsprozesse und sollten in der Untersuchung vor allem die Nebenwirkungen von HGH – zu hohe Insulinspiegel – lindern.

Das ursprüngliche Ziel der Studie, die von der US-Arzneimittelbehörde FDA genehmigt war, bestand darin, den Thymus der freiwilligen Teilnehmer zu regenerieren. Dieses Immunorgan liegt hinter dem Brustbein, trainiert neue Abwehrzellen und schrumpft im Erwachsenenalter, was das Immunsystem zunehmend schwächt. Steigert man die Aktivität des Thymus, so die Hoffnung, stoppt das den Niedergang der Körperabwehr, und Infektionen werden seltener. Als Fahy seine Probanden nach einem Jahr in einen Magnetresonanztomografen (MRT) legte, zeigte sich, dass ihre Thymusdrüse wie erhofft ein gutes Stück gewachsen war.

Für die weltweiten Schlagzeilen sorgte allerdings eine Idee, die den Betreibern des Experiments erst nach Abschluss der Studie kam. Sie beschlossen, den Teilnehmern eine Blutprobe zu entnehmen und Steve Horvath darum zu bitten, er möge den Einfluss der Anti-Aging-Arzneien auf die epigenetischen Uhren messen. Und tatsächlich: Der biologische Ticker der Männer war zurückgedreht worden. Der Medikamentenmix für den Thymus hatte ihre Altersuhr in die Gegenrichtung laufen lassen wie bei dem exzentrischen Selbstoptimierer Bryan Johnson. Am Ende des Experiments waren die Körper von Fahys Probanden durchschnittlich eineinhalb Jahre jünger als zu Beginn. Berücksichtigt man, dass zwischendurch ein Kalenderjahr verging, beträgt das Nettoergebnis sogar zweieinhalb Jahre.[53] »Erster Hinweis, dass das ›biologische Alter‹ des Körpers rückgängig gemacht werden kann«, vermeldete das renommierte Fachjournal *Nature* im September 2019 auf seiner Nachrichtenseite.[54]

Leider ist die Injektion von Wachstumshormon im Allgemeinen keine realistische Option für eine Verjüngungskur – egal, ob es um die Thymusdrüse geht oder um die biologische Uhr. Die Therapie mit HGH bringt eine Reihe von Nebenwirkungen mit sich. Beispielsweise könnte das Hormon im Körper versteckte Tumorzellen zum Wachstum anregen. Im Übrigen ist eine Therapie mit Wachstumshormon nicht ganz billig. Zwei- bis dreihundert Euro Therapiekosten sollte man pro Monat einplanen. Doch zum Glück gibt es risikofreie und preiswertere Alternativen, um die epigenetische Uhr ein Stück weit zurückzudrehen. In den nächsten Kapiteln lernen Sie die besten Methoden kennen – angefangen bei der Ernährung über Sport bis hin zu Meditation und Schlaf.

FÜR IMMER JUNG – WIE DER »GURU DER LANGLEBIGKEIT« DAS EPIGENETISCHE RAUSCHEN DES ALTERS STOPPEN WILL

Dank »Horvath's Clock« und ähnlichen Zeitmessern verrät die Epigenetik, was unsere biologische Stunde geschlagen hat. Zugleich öffnet dieses Fachgebiet aber auch völlig neue Perspektiven in der Therapie. Das behauptet der Genetiker David Sinclair, ein Silberrücken der internationalen Altersforschung. Der 1969 in Sydney geborene Forscher ist Co-Direktor des Paul F. Glenn Center for Biology of Aging Research an der Harvard Medical School in Boston und blickt auf eine Fülle von Publikationen in hochrangigen Wissenschaftsjournalen zurück.

Verkündet der »Guru der Langlebigkeit« *(Time Magazine)* eine neue Theorie, dann ist ihm die Aufmerksamkeit sicher. Das gilt umso mehr, wenn er eine Hypothese vorlegt, die nichts weniger erklären will als den Grund für das menschliche Altern. Dieser unleidige biologische Vorgang geht laut Sinclair darauf zurück, dass die epigenetische Steuerung der DNA mit zunehmenden Jahren immer unpräziser wird. »Unsere Zellen verlieren [...] im Lauf der Zeit das Wissen darüber, welche Gene sie lesen und aktivieren müssen. Dadurch verlieren sie ihre Identität und funktionieren nicht mehr richtig«, so der Forscher 2019.[55]

Laut Sinclairs Auffassung, die er in seinem Bestseller *Das Ende des Alterns*[56] von 2019 ausführlich darstellt, hängt der Informationsverlust eng mit den Sirtuinen zusammen – einer speziellen Gruppe von Superenzymen, zu deren Entdeckung er Anfang des Millenniums selbst beigetragen hat (»Sir[t]« ist ein Akronym für *silent mating type information regulation*). Auf Anhieb faszinierten die Sirtuin-Gene und die von ihnen codierten Proteine die Gemeinde der Langlebigkeitsforscher. Denn die epigenetisch aktiven Moleküle (sie gehören zu den Histon-Deacetylasen) schützen die Zellen nicht nur vor Schäden oder Stress, sie bremsen als Jungbrunnen-Enzyme auch den Alterungsprozess aus.

Evolutionär hoch konserviert, wie Genetiker sagen, kommen die Proteine in Hefen und Bakterien ebenso vor wie in Würmern oder Menschen: eigentlich überall, wo Leben blüht. Während Bakterien oder Viren nur eines oder wenige Sirtuine besitzen, fand man im Menschen mittlerweile sieben Vertreter, die von »Sirt1« bis »Sirt7« durchnummeriert werden. Sie finden sich in nahezu allen Körperzellen, entweder im Zellkern oder im Zytoplasma, also außen herum. Als Schweizer Taschenmesser der Zellen unterstützen Sirtuine den Fettabbau, helfen beim Muskelaufbau, dämpfen Entzündungen oder regen die sogenannte Autophagie an, also das Recycling von molekularem Müll in den Zellen. Ein wichtiger Job ist auch die Reparatur von Schäden im Erbgut, wie sie beispielsweise bei der Verdoppelung der DNA während der Zellteilung millionenfach passieren.

Sinclair zufolge besitzt dieses anstrengende Multitasking der Sirtuine, das sich in der zellulären Frühzeit herausgebildet hat,[57] gravierende Nachteile. Denn wenn die epigenetischen Faktoren als Pannendienst ausrücken, um die DNA zu reparieren, vernachlässigen sie ihre anderen Aufgaben. Schlimmer noch: Auf dem Rückweg von den schadhaften DNA-Abschnitten machen die gestressten epigenetischen Signalüberträger bei anderen Genomabschnitten kehrt und schalten dort Gene stumm, die eigentlich aktiv bleiben sollten. Die Folge ist eine babylonische Verwirrung in den winzigen Funktionseinheiten des Körpers: Die Zellen verlieren nach und nach ihre Identität und arbeiten nicht mehr rund. Mit jedem verstrichenen Lebensjahr werden die Informationen zur Regulation der Gene ungenauer.

»Das ist das epigenetische Rauschen, das Kernstück unserer vereinheitlichten Theorie«, so Sinclair. »Und das ist nach der Informationstheorie des Alterns die Ursache, warum [...] unsere Haare grau werden. Es ist der Grund, warum unsere Haut Falten bekommt. Und darüber hinaus ist es der Grund, warum unsere Gelenke schmerzen.«[58] Der Forscher vergleicht das Undeutlichwerden der genetischen Signale mit einer verkratzten DVD. Lassen sich deren Informationen nicht mehr richtig ablesen, leidet die Wiedergabequalität. Leben und Altern in HD-Qualität ist so kaum mehr möglich.

Immerhin: Selbst auf einer zerkratzten Disk bleiben die ursprünglichen Inhalte weiterhin gespeichert. Deshalb ist es grundsätzlich möglich, die Handlung wiederherzustellen (siehe auch Kapitel zehn). Gleiches gilt laut Sinclair für die DNA, die weiterhin alle Informationen für ein gesundes und jugendliches Leben birgt. Gelänge es, das epigenetische Rauschen rückgängig zu machen, würde der Mensch nicht bloß länger leben – ihm blieben auch viele Alterserkrankungen erspart.

Doch welche Politur kittet die ramponierte DVD? Wie lässt sich die gespeicherte DNA decodieren und das Anti-Aging-Programm in den Zellen starten? Tatsächlich gibt es laut Sinclair gute Chancen, den epigenetischen Informationsverlust aufzuhalten oder gar umzudrehen. Drei Wege führen zu mehr Jugendlichkeit: Gentechnik, Medikamente, Lebensstil.

Mit der ersten Methode schrieb der Genetiker im Jahr 2020 – wieder einmal – Wissenschaftsgeschichte. In einem aufsehenerregenden Experiment gelang es ihm und seinem Team, beinah erblindete Labormäuse sehend zu machen, indem sie die epigenetischen Schalter in den Sehnerven der Tiere neu programmierten – also jene molekularen »Post-it-Zettelchen« auf dem Erbgut, die mit der Alterung einhergehen. Das Umpolen der Zellen geschah mithilfe von drei Transkriptionsfaktoren, die nach ihrem Entdecker auch »Yamanaka-Faktoren« genannt werden (siehe Kapitel neun). Diese Proteine, die für das An- und Abschalten von Genen zuständig sind, setzten die chemischen Markierungen auf der DNA sozusagen auf Werkseinstellung zurück. Epigenetisch verjüngt, verfügten die zuvor altersschwachen Sehzellen der Mäuse nun über die Fähigkeit, sich selbst zu regenerieren (siehe auch Kapitel zehn).

Wie die Autoren im Dezember 2020 im angesehenen Fachmagazin *Nature* bekanntgaben, reagierten die Nager, die an grünem Star (Glaukom) litten, anschließend wieder auf optische Reize und fanden sich neu in ihrer Umgebung zurecht. Ein biblisches Heilungswunder im Mäuselabor …: »Wir zeigen hier, dass es möglich ist, ohne Nebenwirkungen das Alter eines komplexen Gewebes im lebenden Organismus zurückzusetzen und damit seine verloren gegangene biologische Funktion wiederherzustellen«, schreiben die Autoren in ihrem Beitrag.[59]

Gut möglich, dass das Experiment eine neue Ära in der Medizin einleiten wird. Es begründet die Hoffnung, dass Eingriffe in die Epigenetik Menschen helfen können, die an altersbedingtem Sehverlust leiden – denn um ausschließlich Mäuse zu kurieren, sind die Versuche zu aufwendig. Möglicherweise lassen sich ja auch angejahrte Hirnzellen epigenetisch verjüngen? Andererseits: Ob die Methode überhaupt beim Menschen funktioniert, ist noch unerprobt. Zudem besteht die Gefahr, dass die Wiederherstellung einer jugendlichen Teilungsfähigkeit in alternden Zellen das Risiko für Tumoren erhöht.

Der vermutlich einfachere Weg, das Altern zu behandeln, führt vorerst über Medikamente, etwa über Metformin. So heißen die Filmtabletten, die viele Menschen mit Typ-2-Diabetes regelmäßig zu den Mahlzeiten einnehmen. Das Mittel bremst die Neubildung von Zucker in der Leber, damit halten die Betroffenen ihren Blutzuckerspiegel im grünen Bereich. Metformin ist seit den 1950er-Jahren auf dem Markt. Diabetologen nennen es ihr »Arbeitspferd«, weil es erprobt, billig und nebenwirkungsarm ist. Wie Wissenschaftler vor einigen Jahren feststellten, kann die altehrwürdige Arznei aus der französischen Fliederpflanze aber noch weit mehr: Sie hält die Patienten insgesamt fitter und gesünder – unabhängig von der reinen Zuckersenkung. So scheint Metformin einen günstigen Effekt auf Herz-Kreislauf-Krankheiten, Krebs oder kognitive Störungen auszuüben.[60] Dank der Tabletten lebten Diabetiker sogar länger als Menschen, die gar keinen Diabetes hatten.

Tierversuche bestätigten die Effekte. Die Lebensdauer von Mäusen erhöht sich um 6 Prozent, wenn sie mit dem Antidiabetikum gefüttert werden. Ihre LDL- und HDL-Cholesterinspiegel sinken, die körperliche Leistungsfähigkeit steigt.

Sinclair und anderen Forschern zufolge liegt das unter anderem daran, dass die Substanz dem Körper biochemisch die Botschaft vermittelt, wenn Nahrung knapp wird. Metformin ahme verschiedene Aspekte der Kalorienbeschränkung nach. Dieser biologische Stress animiere den Körper, in ein Schutzprogramm zu schalten. Seine Zellen teilten sich langsamer und investierten stattdessen in ihre Fitness.

Das Copyright für dieses Prinzip liegt bei der Evolution. Fehlt einem Organismus Energie, ergibt es zunächst mehr Sinn, das eigene Überleben sicherzustellen, statt weitere Nachkommen zu zeugen. In die Tat umgesetzt wird diese universelle Maxime von den Sirtuinen, also den Superhelden des Zellstoffwechsels, die als Histon-Deacetylasen Gene nach Bedarf ein- oder ausschalten, indem sie an ausgewählten Stellen Acetylgruppen von Histonen entfernen und damit die DNA-Verpackung verändern. Durch Fastenreize aktiviert – ob echt oder durch Metformin simuliert –, stärken die Enzyme die Zellabwehr, halten die epigenetischen Veränderungen gering und verlangsamen die Alterung. »Die Sirtuine gehen einen Tauschhandel zwischen Fortpflanzung und Reparatur ein. Sie befehlen unserem Organismus, sich in Zeiten erhöhter Belastung ins Zeug zu legen«, so Sinclair.[61]

Er ist von Metformin derart überzeugt, dass er das Antidiabetikum als Nichtdiabetiker auf eigene Faust schluckt. Manche Ärzte tun es ihm gleich. Ob die verschreibungspflichtige Arznei das gesunde Altern für jedermann unterstützt, hat allerdings noch niemand systematisch untersucht.

Das soll sich demnächst ändern. Eine klinische Studie aus den USA namens »Tame« (T*argeting* A*ging with* Me*tformin*) wird zeigen, ob das Mittel tatsächlich Alterungsprozesse hemmt und das Leben verlängert. Dazu erhalten 3000 Menschen im Alter zwischen 65 und 79 Jahren zweimal täglich 850 Milligramm Metformin oder ein Placebo.[62] Sechs Jahre lang wird die Untersuchung laufen. Die Studie wurde bereits 2015 von der US-amerikanischen FDA genehmigt und sucht derzeit Sponsoren. Da der Arzneiklassiker Metformin längst keinen Patentschutz mehr besitzt, hält sich das Interesse der Pharmafirmen offenbar leider in Grenzen.

Bis die Pille gegen das Altern für alle auf den Markt kommt, ist also die dritte von David Sinclairs Strategien gegen das epigenetische Rauschen gefragt: ein Lebensstil, der die zerkratzte DVD repariert und Informationen zur Regulation der Gene wieder deutlicher hervorbringt. Das Zauberwort dafür lautet »biologischer Stress«. Das Abwehrsystem der Sirtuine tritt in Aktion, wenn der Organismus seine Überlebenskräfte mobilisieren muss. Gelegentliches Fasten ist das beste Beispiel. Oder eine Ernährung, die pflanzlichem Eiweiß den Vorzug vor tierischen Proteinen gibt. Denn Lebensmittel wie Linsen, Reis, Haferflocken oder Walnüsse liefern zwar alle Aminosäuren, aber selten alle gleichzeitig in ausreichender Menge. Und genau das hält jung. Fehlen dem Stoffwechsel vorübergehend einige Eiweißbausteine, gerät er in Stress und aktiviert die Langlebigkeitsregulatoren.

Auch intensiver Ausdauersport lässt den Überlebensschaltkreis der Sirtuine anspringen und bremst den alterstypischen Verfall. Oder regelmäßige Saunabesuche. Sowohl gelegentliche Hitze als auch zeitweiliges Frösteln stimulieren Sirtuine. Wichtig dabei: Aus naheliegenden Gründen sollten die Stressreize milde bleiben.

Theorien des Alterns

Alles altert. Pflanzen, Tiere, Menschen, selbst Heidi Klum. Niemand ist gefeit vor diesem biologischen Prozess. Aber wieso überhaupt? Welche molekularen und zellulären Mechanismen steuern diesen Vorgang? Mit seiner Informationstheorie des Alterns legt der bereits zitierte David Sinclair dar, dass epigenetische Veränderungen den entscheidenden Faktor für das allmähliche Verblassen des Lebens bilden. Alle anderen Erklärungsversuche seien lediglich Begleiterscheinungen des epigenetischen Rauschens. Eine Sichtweise, die die meisten Biogerontologen allerdings nicht teilen. Sie nehmen an, dass verschiedene Ursachen zum Alterungsprozess beitragen und zusammen die erkennbaren Merkmale der Alterung bestimmen. Zu den bekanntesten Faktoren zählen die folgenden:

- **Oxidativer Stress:** Die Freie-Radikale-Theorie, die in den 1950er-Jahren erstmals von dem amerikanischen Biogerontologen Denham Harman (1916–2014) aufgestellt wurde, sieht aggressive Sauerstoffverbindungen als Ursache für das Altern. Dabei handelt es sich um Moleküle, deren Elektronenhülle ein ungepaartes Elektron aufweist. Dies verleiht ihnen eine enorme Reaktionsfähigkeit. In dem Bestreben, das fehlende Elektron aus einer anderen Verbindung zu sich herüberzuziehen, schädigen diese Zwischenprodukte des Stoffwechsels Lipidmembranen, Zellorganellen, die DNA und andere Strukturen. Die Anhäufung dieser Defekte führt zu Funktionseinbußen, die die Grundlage des biologischen Alterungsprozesses bilden. Freie Sauerstoffradikale entstehen im regulären Stoffwechsel; zusätzlich angekurbelt wird die Bildung dieser Moleküle durch Rauchen, starke UV-Strahlenbelastung, Luftverschmutzung und chronische Entzündungsprozesse.
- **Chronisch niederschwellige Entzündungen:** Entzündliche Reaktionen sind eine notwendige Antwort des Körpers auf eindringende Keime oder auf Gewebeverletzungen. Doch dieser Abwehrmechanismus hat eine Schattenseite. Entzündungsreaktionen haben die Tendenz, sich zu verselbstständigen und auf niedrigem Niveau vor sich hin zu schwelen. Diese ***silent***

inflammations bilden die Grundlage für eine Vielzahl von degenerativen Erkrankungen.

- **Glykierung:** Die Glykierung ist ein kaum bekannter Mechanismus des Alterns. Dabei verbinden sich Zucker und Proteine irreversibel miteinander. Die derart geschädigten Proteine werden als »Endprodukte fortgeschrittener Glykierung« (»Advanced Glycation Endproducts [AGE]«) bezeichnet. Sie sind die Hauptursache für die Ausbildung von Gefäß- und Nierenschäden bei Diabetikern. Glykierte Proteine sind aber nicht nur in ihrer Funktion beeinträchtigt, sie binden sich auch an einen eigenen Rezeptor, der wiederum oxidativen Stress und chronische Inflammation auslöst.
- **Verkürzung der Telomere:** Telomere sind Teile von DNA, die sich wie Schutzkappen jeweils an den äußersten Enden der Chromosomen befinden. Im Rahmen der Zellteilung verkürzen sich diese Endstückchen um eine bestimmte Menge von Basenpaaren. Werden die Telomere irgendwann so kurz, dass die von ihnen beschützten Gene gefährdet sind, hören die Zellen auf, sich zu teilen, und beginnen zu altern. Für die Erforschung dieses Phänomens erhielt die australisch-US-amerikanische Molekularbiologin Elizabeth Blackburn (geb. 1948) im Jahr 2009 zusammen mit Kollegen den Nobelpreis für Physiologie oder Medizin.
- **Verlust der Stammzellenaktivität:** Stammzellen verjüngen unsere Gewebe während des gesamten Lebens. Im Alter lässt diese Fähigkeit jedoch nach. Deshalb sind Stammzelltherapien eine der großen Hoffnungsträger der Anti-Aging-Medizin.
- **Ansammlung von seneszenten Zellen:** Seneszente Zellen (lat. *senescere* [altern]) sind inzwischen auch bekannt als »Zombie-Zellen«. Das sind Zellen, die sich zwar aus dem Arbeitsleben verabschiedet haben, aber nicht wirklich tot sind. An ihnen arbeitet sich unser Immunsystem ab (die Steigerung der *silent inflammation*). Darüber hinaus sezernieren diese Zellen auch toxische Substanzen in die Umgebung (lat. *secernere* [absondern, ausscheiden]), die diese und damit junge gesunde Zellen schädigen. Das

lässt sich vergleichen mit einem Korb frischer Äpfel. Findet sich darunter ein alter und verfaulter Apfel, so infiziert dieser auch die frischen Äpfel in seiner Umgebung. Ähnliches tun seneszente Zellen mit den Zellen in ihrem Umfeld. Einer der weiteren vielversprechenden Anti-Aging-Ansätze sind deshalb sogenannte »Senolytika«, die die Zombie-Zellen endgültig abtöten.

- **Ansammlung von molekularem Müll in und zwischen den Zellen:** Das kennen wir alle von den Altersflecken, wo sich Lipofuszin (»molekularer Müll«) in der Haut ansammelt. Dieses Lipofuszin sammelt sich aber auch an anderen Stellen des Körpers an, zum Beispiel im Herzmuskel (führt zu Herzinsuffizienz) oder an der Netzhaut (führt zu seniler Makuladegeneration). Eine andere Form von molekularem Müll ist das Beta-Amyloid in unserem Gehirn, das die Grundlage der Alzheimer-Demenz bildet. Auch hier gibt es ja bereits gute therapeutische Ansätze. Das gilt besonders für den Bereich der Autophagie (siehe Kapitel drei), also den Prozess, in dem dieser molekulare Müll abtransportiert beziehungsweise recycelt wird. Eine weitere Alternative sind moderne Supplemente wie das Spermidin.

VON ERBSEN, STRICKLEITERN UND GENSCHEREN – EINE KURZE GESCHICHTE DARÜBER, WIE DER CODE DES LEBENS ENTDECKT WURDE UND WIESO EPIGENETIK DIE KLASSISCHE VERERBUNGSLEHRE IN DIE ZUKUNFT FÜHRT

Taillenhoch ranken sich die blühenden Pflanzen in ihren Beeten inmitten des Klostergartens von Brünn in Tschechien. Am Rande des Gewächshauses blickt ein Pater im schwarzen Habit auf die Reihen: ein Feldherr, der seine Truppen inspiziert. Schließlich rückt der böhmische Mönch die dünne Nickelbrille gerade, greift zu Schere und Tuschepinsel und zieht die erste Ranke zu sich heran. Mit ruhiger Hand entfernt er die Staubblätter, um eine Selbstbefruchtung zu verhindern. Anschließend entnimmt er einer geöffneten Blüte eine Prise Pollen und überträgt die Fracht auf die Narben einer noch ungeöffneten Blüte, die einer zweiten Sorte entstammt.[63] Unermüdlich wiederholt der Augustinerpater und Naturforscher Gregor Mendel (1822–1884) diese Prozedur mit Zehntausenden von Erbsenpflanzen, insgesamt acht Jahre lang. Bis er 1866 seine Beobachtungen und Schlussfolgerungen unter dem Titel *Versuche über Pflanzenhybriden* veröffentlicht. Darin skizziert er die Grundlagen der Vererbung, die heute als Mendel'sche Regeln bekannt sind.

Noch bis ins 19. Jahrhundert bestehen die Vorstellungen über die biologische Vererbung aus einer Mischung aus Spekulationen, Mythen und Aberglauben. Erst Mendel zeigt, dass sich elterliche Merkmale nicht mischen wie zwei Flüssigkeiten im Wasserglas. Dank der pedantischen Kreuzungsexperimente an Gartenerbsen, deren Ergebnisse er in seiner Mönchszelle akribisch notiert, gelingt es ihm, statistische Aussagen über die Vererbung bestimmter Merkmale über viele Generationen hinweg zu treffen.

Die stoffliche Grundlage dieser Merkmale nennt er »Elemente«, heute spricht man von »Genen«. Sein erstes Gesetz, die Uniformitätsregel, beschreibt ein Phänomen, das auftritt, als Mendel Erbsenpflanzen kreuzt, die sich in den Farben ihrer Samen unterscheiden. Obwohl die einen Schoten gelb sind, die anderen grün, setzt sich in der nächsten Generation einheitlich nur die gelbe Samenfarbe durch.

Als der Mönch die Pflanzen dieser Tochtergeneration kreuzt, beobachtet er, dass unter den Enkelerbsen das zuvor nicht mehr sichtbare Merkmal wieder aufploppt: Jede vierte Erbse etwa leuchtet grün. Das ist die Spaltungsregel. Mendels Erklärung für das Phänomen lautet, dass es für die Samenfarbe, genau wie für Erbsenform, Blütenfarbe und die anderen Merkmale, zwei Vererbungseinheiten gibt: eine dominante, überlegene sowie eine unterdrückte, also rezessive. Solche Genvarianten werden heute als »Allele« bezeichnet. Eines wird vom Vater vererbt, das andere von der Mutter.

Mendel begründet die klassische Genetik, selbst wenn seine Veröffentlichung zu Lebzeiten unbeachtet bleibt. Erst um 1900 werden seine Arbeiten wiederentdeckt und ihr Wert erkannt. In Mendels Ära fallen auch die ersten Erkenntnisse, die später dabei helfen werden, die biochemischen Vorgänge zu enträtseln, die hinter seinen Regeln stecken.

Im Jahr 1869 isoliert der Schweizer Physiologe Friedrich Miescher (1844–1895), der als junger Wissenschaftler im Schlosslabor der Universität Tübingen forscht, die Desoxyribonukleinsäure, also das Molekül, das einige Jahrzehnte später als Erbmolekül bekannt werden wird. Als Träger genetischer Informationen ist die DNA eine Art Bauplan des Individuums. In allen Lebewesen – ob Darmbakterium, Sonnenblume, Blauwal oder Mensch – dient das fadenförmige Molekül als Speichermedium für das Erbgut.

Miescher nennt die bis dahin unbekannte phosphorhaltige Substanz, die er in den Zellkernen von weißen Blutkörperchen findet, »Nuklein« (lat. *nucleus* [Kern]). Anschließend isoliert er das Großmolekül auch in anderen Zellen. Er vermutet, dass seine Entdeckung eine Sonderrolle in der Biologie einnimmt – und wird damit recht behalten.

Interessierte können Mieschers Reagenzglas mit der Nukleinsäure übrigens heute noch bewundern. Das antike Gefäß gehört zu einer Präsentation, die in dem zum Museum umgewandelten Labor des Tübinger Schlosses zu finden ist.[64]

Ein weiteres Puzzlestück liefert der in Rostock geborene Biochemiker Albrecht Kossel (1853–1927). Dieser Wissenschaftler ist heute weitgehend vergessen, obwohl er 1910 den Nobelpreis erhält. Kossel findet heraus, dass Mieschers Nukleinsäure zu je gleichen Teilen aus dem Zucker Desoxyribose, aus Phosphat und aus vier sogenannten Basen besteht. Damit legt er den Grundstein für die spätere Beschreibung der Doppelhelix.

Den bedeutungsvollen Nukleinbasen, also den chemischen Grundbausteinen, aus denen sich die langen Ketten der DNA-Moleküle zusammensetzen, gibt er die Namen »Adenin«, »Cytosin«, »Guanin« und »Thymin«. Sie werden mit den Buchstaben A, C, G und T abgekürzt. Dabei stehen T und A sowie C und G immer in einem Verhältnis von 1 zu 1.

Das erkennt wiederum der österreichisch-amerikanische Biochemiker Erwin Chargaff (1905–2002) im Jahr 1950, als er die Verteilung der organischen Basen analysiert. Bereits 1944 konnten US-Forscher in Experimenten nachweisen, dass genetische Information tatsächlich in der DNA codiert ist. Bis dahin galten auch die allgegenwärtigen Proteine in der Zelle als mögliche Träger der Erbinformation.

Anfang der 1950er-Jahre lautet nun die Preisfrage, wie die Basen zueinander angeordnet sind und wie sie zusammengehalten werden: Welchen räumlichen Aufbau besitzt die DNA? Wie fügt sich der Strang aus Desoxyribonukleinsäure in den Raum? Und wie entsteht aus dieser Struktur neues Leben? Gesucht ist nichts weniger als eine Erklärung, warum ein einfaches Molekül, das von Generation zu Generation weitergegeben wird, die überwältigende Komplexität enthält, all die vielfältigen Lebenserscheinungen auf der Erde zu ermöglichen. Der Hauptgewinn für die richtige Lösung ist dem Rätsel angemessen. Es lockt die höchste Auszeichnung für Naturwissenschaftler: der Nobelpreis.

Weltweit knobeln Forscher an diesen Fragen, faustischer Eifer ergreift die Biologie. Unter den Männern – es sind zeittypisch fast ausschließlich Männer –, die sich auf die Suche nach dem Geheimnis des Lebens machen, sind auch zwei unbekannte Wissenschaftler namens Francis Crick (1916–2004) und James Watson (geb. 1928). Die beiden Molekularbiologen arbeiten am ehrwürdigen Cavendish Laboratorium der Universität Cambridge in England. Sie sind gleichermaßen begabt wie ehrgeizig. Watson, der Jüngere im Duo, stammt aus den USA und schrieb sich schon mit fünfzehn Jahren an der Universität von Chicago zum Biologiestudium ein. Die Leidenschaft des Wunderkindes galt der Vogelkunde; die Kurse in Chemie und Physik mied er weitgehend.

Frisch promoviert, wechselt der 23-jährige Zoologe 1951 nach Cambridge. Dort stößt er auf den zwölf Jahre älteren Crick, einen extrovertierten Physiker mit dröhnender Stimme. Die beiden verstehen sich auf Anhieb. »Sie waren wie zwei komplementäre Stränge, die durch Respektlosigkeit, Verrücktheit und hitzige Brillanz verzahnt waren«, schreibt der Mediziner und Autor Siddhartha Mukherjee in seinem Buch *Das Gen. Eine sehr persönliche Geschichte*. Da Watson und Crick quasi unablässig in Diskussionen vertieft sind »wie Kinder in einem Spielzimmer«, weist man ihnen schon bald ein gemeinsames Büro zu. In einer Kammer mit Backsteinwänden und Deckenbalken beginnen sie, die Struktur der Desoxyribonukleinsäure zu ergründen, der DNA, früher auch DNS abgekürzt.[65]

Crick und Watson sind wie gesagt nicht die Einzigen, die sich Anfang der 1950er-Jahre fieberhaft den Kopf über das Molekül der Moleküle zerbrechen. Neben Forschern aus den USA, darunter der hoch angesehene Chemiker Linus Pauling (1901–1994), suchen auch Kollegen vom nahe gelegenen Londoner King's College nach der DNA-Struktur. Die Biochemikerin Rosalind Franklin (1920–1958) und der Physiker Maurice Wilkins (1916–2004) haben sich auf die Strukturanalyse von Molekülen mithilfe von Röntgenstrahlen spezialisiert. Dazu bringen sie die DNA in eine feste Kristallform und bestrahlen das Objekt mit den fein fokussierten energiereichen Strahlen. Die Auswertung der Punkte, die die abgelenkten oder gebeugten Strahlen auf einem Film hinterlassen, liefert ihnen Informationen über das Aussehen der Desoxyribonukleinsäure.

Vor allem Franklin, die sich als Frau in der Welt der Wissenschaften zu behaupten hat und mit Anfang dreißig bereits als hochqualifizierte Röntgen-Kristallografin gilt, treibt die Strukturaufklärung der DNA erfolgreich voran.[66]

Watson und Crick hingegen, die von Biochemie nur wenig Ahnung haben, zählen nicht zu den Favoriten in diesem Wettrennen. »Einige Kollegen haben gemeint, wir wüssten gar nicht, was wir täten, wir würden mit einem Problem kämpfen, von dem wir keine Ahnung hätten, ob es eine Lösung gibt oder inwiefern diese Lösung – falls wir eine finden – dann interessant wäre«, erinnerte sich Crick später.[67] Ohne eigene chemische Laborexperimente durchzuführen, diskutiert und berechnet das Duo Entwürfe für den DNA-Aufbau anhand der Erkenntnisse, die ihre Vorgänger und Kollegen zusammengetragen haben. Ihre erste Präsentation endet folglich in einem Reinfall. James Watson hat Ende 1951 einen Vortrag von Franklin über die Röntgenbeugungsaufnahmen besucht, bei der die Kristallografin auch über ihre Vermutung spricht, dass die gesuchten Moleküle eine zylindrische Spirale – eine Helix – formen. Allerdings versteht Watson nur die Hälfte der komplizierten Ausführungen, nicht zuletzt, weil er während Franklins Präsentation in der *Times* blättert.

Zurück in seinem Büro, berechnet er auf dieser wackligen Grundlage zusammen mit Crick ein Modell, dessen Grundgerüst aus drei Ketten besteht, die schraubenförmig von Magnesiumionen getragen werden. Chemische Gleichungen hätten ergeben, dass die »Molekülarme« nach außen zeigen würden.[68] Als die beiden Nerds aus Cambridge ihr Modell den Röntgenprofis vom King's College präsentieren, ernten sie kühle Ablehnung. Punkt für Punkt zählen Franklin und Wilkins die Fehler der Kollegen auf: Die Raumstruktur sei falsch berechnet, die tragenden Ketten könnten nicht innen liegen, und Magnesium-Ionen seien unmöglich in der Lage, den Aufbau zu tragen. Das würden Franklins Röntgenbilder deutlich zeigen. Selbst dass die Desoxyribonukleinsäure eine Helix bilde, sei noch keinesfalls bewiesen. Watson muss sich eingestehen, dass er bei dem Vortrag der Kollegin einiges falsch verstanden hat.

Trotz dieser Niederlage beschließen Watson und Crick, das Thema weiterzuverfolgen. Ihre nächste Großchance kommt Anfang 1953. Bei einem Besuch am King's College präsentiert Wilkins den beiden Forschern die neuesten Arbeitsproben seiner Kollegin Franklin – ohne deren Zustimmung eingeholt zu haben. Auf dem später berühmten Röntgenbild Nr. 51 ist deutlich zu erkennen, dass das Erbmolekül spiralförmig aufgebaut sein muss. Der Kristallografin sind die besten Aufnahmen einer DNA gelungen, die es bis dahin gab.

Nun steht für Watson und Crick fest: Bei dem gesuchten Molekül muss es sich um eine Doppelhelix handeln, die aus zwei umeinander gewundenen Ketten besteht. Schließlich liegen Gene und

Chromosomen in den Körperzellen paarweise vor – da passt ein Modell aus zwei Strängen am besten. Die Ketten werden aus Zucker und Phosphatresten gebildet, auch das scheint klar. Doch wie passen die bekannten DNA-Bausteine Adenin, Thymin, Cytosin und Guanin in das Modell? Welche Teile befinden sich im Zentrum der Helix und welche an der Außenseite? Wie stehen die Basen zueinander in Verbindung?

Mithilfe von Pappstücken und Drähten, aus denen sie unterschiedliche Modellvarianten puzzeln, knobeln Watson und Crick nach einer Lösung. Ende Februar 1953 ist es so weit. Ihre Pappmoleküle fügen sich zu einem schlüssigen Bild. Nun stimmt alles zusammen: Da sind die beiden Stränge, die sich in der Art einer verdrillten Strickleiter elegant umeinanderwinden. In der Mitte die Leitersprossen, die aus vier Basen bestehen, wobei sich jeweils die Basen A und T sowie G und C miteinander paaren.[69] Wasserstoffbrücken verbinden die Basen. Dazu die Ketten aus Zucker und Phosphorsäure, die die Sprossen wie ein Rückgrat zusammenhalten.

Dank der Kombinationsgabe der beiden Forscher liegt die Sprache der Gene offen: Sie steckt in der Abfolge der Basen, also der eigentlichen Informationsträger. Jeder der vielen Grundbausteine der Desoxyribonukleinsäure, »Nukleotid« genannt, kann als Buchstabe eines Vier-Zeichen-Alphabets verstanden werden. Die Kombination dieser vier Buchstaben nutzt die Zelle zum Beispiel als Bauplan, um Proteine herzustellen. Den Abschnitt eines DNA-Strangs, der den Code für ein bestimmtes Protein beschreibt, nennt man »Gen«. Gene können einige hundert bis über 100 000 Basen lang sein.[70]

Watson und Crick sind auf Anhieb von ihrem Modell der Doppelhelix überzeugt. (Den sichtbaren Beweis zu liefern gelingt modernen Mikroskopen erst vierzig Jahre später.) »Wir haben das Geheimnis des Lebens gefunden«, verkündet Crick selbstbewusst, als er am 28. Februar um die Mittagszeit sein Stammlokal »Eagle« betritt. Der Pub ist ein bevorzugter Treffpunkt der Wissenschaftler aus dem nahen Cavendish-Laboratorium. Er rühmt sich heute mit einem Gedenkschild, dass hier die Entdeckung der DNA-Struktur erstmals der Öffentlichkeit bekannt gemacht wurde.

Naturgemäß gibt sich das Duo nicht damit zufrieden, seinen Durchbruch am Tresen einer Bierkneipe zu verkünden. Rasch verfassen die beiden einen Aufsatz für die Zeitschrift *Nature*. Im April 1953 reichen sie den lediglich 900 Wörter langen Artikel bei dem Fachblatt ein. Und werden mit einem Schlag weltberühmt: Die Entschlüsselung der DNA-Doppelhelix steht in einer Reihe mit Pionierleistungen wie der Beschreibung der Gravitation oder der ersten Mondfahrt. Denn ihr Modell mit den komplementären Einzelsträngen erklärt quasi auf einen Blick, auf welche Weise sich das Erbmaterial identisch verdoppeln kann, wenn sich eine Zelle teilt.

»Es ist uns nicht entgangen, dass die spezifische Basen-Paarung, die wir postuliert haben, unmittelbar einen möglichen Kopiermechanismus für das genetische Material nahelegt«, schreiben die Autoren denn auch mit gespielter Bescheidenheit in ihrem Artikel. 1962 heimsen sie den erhofften Lorbeer ein: Watson, Crick, aber auch der Röntgenkristallograf Wilkins erhalten den Nobelpreis für Physiologie oder Medizin. Franklin geht leer aus. Sie stirbt vor der Preisvergabe mit nur 37 Jahren an Eierstockkrebs, womöglich verursacht durch den Umgang mit Röntgenstrahlung.

Das Wissen vom räumlichen Aufbau des DNA-Moleküls öffnet die Türen für die heutige Genforschung und Gentherapien: angefangen bei der innovativen Pflanzenzucht über die gentechnische Herstellung von Medikamenten bis zur molekularen Genschere Crispr-Cas9 und dem Nachweis von Erkrankungen im Erbgut. Basis für die moderne Humanbiologie ist die Fähigkeit, das menschliche Erbgut zu lesen.

Diese Errungenschaft, das heißt die Entzifferung des Bauplans des Homo sapiens, ist ein weiteres Schlüsselereignis in der meilensteinreichen Geschichte der Genetik. Sie fällt bereits ins neue Jahrtausend. 2001 wird die erste Rohfassung des Humangenoms vorgelegt. Ähnlich wie die Entdeckung der DNA-Struktur ein halbes Jahrhundert zuvor enthält die Dechiffrierung der Basenpaare, die sich auf den Chromosomen verteilen, Elemente eines Hollywood-Dramas: Es gibt ein hehres Ziel, einen Wettlauf um die Veröffentlichung, erbitterte Rivalen – und es gibt Pioniere, die entscheidende Vorarbeiten leisten. Denn wie sich die Nukleotidabfolge in einem DNA-Molekül ablesen lässt, bleibt über Jahrzehnte hinweg ein ungelöstes Problem.

So wird aus einem Gen ein Protein

Die DNA ist unsere biologische Bauanleitung für Hände, Nase oder Milz. Auch Augen-, Haut- und Haarfarbe – alles eine Frage der Erbfaktoren. Bei den meisten vererbten Merkmalen sind viele verschiedene Gene beteiligt. Allein bei der Färbung des Haarschopfes wirken zehn Gene mit, womöglich auch mehr.[71] Anders als ein IKEA-Montageplan besteht die in der DNA codierte Unterweisung jedoch nicht aus eigenwilligen Zeichnungen, sondern aus vier chemischen Verbindungen. Diese stickstoffhaltigen Basen tragen die Namen »Adenin«, »Thymin«, »Guanin« und »Cytosin«, abgekürzt: A, T, C und G. Doch wie wird nun aus diesem Rumpf-Alphabet ein Protein, das festlegt, welche Haarfarbe wir besitzen? Wie entstehen die Eiweiße, die Bausubstanzen unseres Lebens? Wie läuft die Genexpression ab – also die Verwirklichung der genetischen Information in der Zelle?

Der erste Schritt (die »Transkription«) beginnt damit, dass die Zelle die Anweisungen der DNA in ihrem Zellkern mit etwas abliest, was als »RNA-Polymerase« bezeichnet wird. Dieses Enzym trennt die beiden Stränge der DNA-Doppelhelix, indem es die Wasserstoffbrücken zwischen den Basen kappt, und produziert eine Kopie des DNA-Abschnitts, der die Information für das betreffende Eiweiß enthält. Dieses Duplikat nennt sich »Ribonukleinsäure« oder »RNA«. Die Synthese passiert im Zellkern. Die RNA übernimmt die Aufgabe, den genetischen Code zu den Ribosomen zu transportieren, also zu den Proteinfabriken außerhalb des Zellkerns, wo die Eiweiße gebildet werden. Sie heißt deshalb auch »Boten-RNA« oder »mRNA« (engl. ***messenger RNA***). Die mRNA ist sozusagen die transportfähige Kopie der DNA.

DNA und RNA ähneln sich stark mit kleinen Unterschieden. In der RNA ist die Base Thymin (T) durch die chemisch ähnliche Base Uracil (U) ersetzt. Außerdem liegt die RNA meist als kürzer gewundener Einfangstrang vor; und ihr Zuckermolekül ist weniger stabil als das der DNA. Auf diese Weise kann die RNA schneller abgebaut werden.

Ist die Boten-RNA fertiggestellt, beginnt Schritt zwei: nämlich die Übersetzung der in der mRNA enthaltenen Informationen in eine Kette aus Aminosäuren, den Einzelbausteinen der Eiweiße (die »Translation«). Dazu verlässt das Botenmolekül den Zellkern und wandert zu den Ribosomen. Diese Molekülkomplexe bilden die Eiweißfabriken in den Zellen aller Lebewesen. Sie besitzen die Fähigkeit, den in der mRNA enthaltenen genetischen Code zu entziffern und anhand dessen die benötigten Proteine herzustellen.

Das gelingt ihnen, indem sie sich wie ein Scanner auf die Boten-RNA setzen, an deren Sequenz entlanggleiten und diese abschnittsweise auslesen. Ein spezieller Adapter, die sogenannte Transfer-RNA (tRNA), hilft, die Übersetzung der DNA-Abschrift in Aminosäuren zu gewährleisten. Im Gegensatz zur mRNA dient die tRNA nicht als Abschrift der Erbinformation, stattdessen transportiert sie eine Aminosäure zu den Basen.

Für jede Dreierkombination aus den vier möglichen Verbindungen Adenin, Guanin, Cytosin und Uracil gibt es ein passendes tRNA-Molekül, das auf der einen Seite an die drei Basen andockt und auf der anderen Seite schon die passende Aminosäure mitliefert. Während also die Boten-RNA von vorn bis hinten abgelesen wird und der tRNA-Adapter seine Aminosäure abgibt, entsteht Schritt für die Schritt die Abfolge aus Aminosäuren. Wie Perlen an einer Schnur fügen sie sich zu einer Kette zusammen.
Sobald alle nötigen Eiweißbausteine versammelt sind, nimmt das entstandene Protein eine dreidimensionale Gestalt an, wie es seiner Aufgabe entspricht – etwa die Herstellung des Pigments, das unseren Augen die Farbe gibt. Ein Prozess, der in jeder unserer Zellen täglich in milliardenfacher Ausführung stattfindet.

Erst 1977 entwickeln die Forscher Walter Gilbert (geb. 1932) und Frederick Sanger (1918–2013) unabhängig voneinander Techniken, um die Abfolge der Basen auf der DNA zu bestimmen (zu »sequenzieren«). Zunächst geht es nur um einzelne, kurze Abschnitte auf dem Erbgutknäuel. Mit den Fortschritten bei der Sequenzierung wächst auch der Wunsch, das Erbgut des Menschen vollständig zu erkunden. Im Herbst 1990 fällt der Startschuss für das sogenannte Humangenomprojekt (HGP).

Es handelt sich um ein Unterfangen von pharaonenhaften Dimensionen. Milliarden Dollar Steuergelder und über zehn Jahre Arbeit werden am Ende nötig sein, um die Reihenfolge der Basenpaare in der menschlichen DNA auf ihren einzelnen Chromosomen zu identifizieren.

Gewaltig ist der Umfang der genetischen Information. Mehr als drei Milliarden chemische Buchstaben gilt es zu kartieren. In der Abfolge von A (Adenin), C (Cytosin), G (Guanin) und T (Thymin) steckt die Anleitung für den Aufbau und die Aktivitäten menschlicher Zellen, Gewebe und Organe. Wer die Gene kennt, der kennt den Menschen.

Dieser Berg an genetischen Informationen ist bei Weitem zu groß, um als Ganzes analysiert zu werden. Also teilen die Forscher die DNA in Fragmente von etwa 150 000 Basenpaaren auf, sortieren und kartieren diese Bruchstücke, sequenzieren sie einzeln und setzen sie mithilfe von bioinformatischen Methoden wieder zusammen. Das Vorgehen verspricht hohe Genauigkeit, macht aber Mühe. Für die aufwendige Puzzlearbeit schließen sich Hunderte von Bioinformatikern, Biologen, Medizinern, Mathematikern und Physikern aus anfänglich vierzig Ländern in interdisziplinären Teams zusammen: das größte Gemeinschaftsprojekt der Wissenschaftsgeschichte. Deutschland steigt erst 1995 ein und übernimmt beispielsweise Teile der Chromosomen 7, 11 und 21 sowie des Geschlechtschromosoms X. Alle Sequenzierzentren müssen ihre Daten mit den anderen Laboren austauschen, so ein Grundanliegen des Vorhabens.

Chef aller HGP-Truppen ist der arrivierte US-Genetiker Francis Collins (geb. 1950). Der Chemiker und Arzt hat unter anderem das lange gesuchte Gen für Mukoviszidose entdeckt. Er gilt als bedächtig und bekennt sich als einer von wenigen Naturwissenschaftlern öffentlich zu seinem Glauben als evangelikaler Christ. Sein Gegenspieler wird der Molekularbiologe Craig Venter (geb. 1946), ein brillanter, aber schwieriger Charakter. Den gebürtigen Kalifornier treibt rastlose Ungeduld – ein Merkmal seiner ADHS-Störung, wie er selbst sagt. Zur Medizin kam er über seine Erlebnisse als Sanitäter im Vietnamkrieg.

Zunächst beteiligt sich Venter am Humangenomprojekt, doch bereits 1992 löst er sich von dem Vorhaben. Fortan macht er den ehemaligen Kollegen mit einer Methode Konkurrenz, die schnellere Ergebnisse verspricht. Bei seinem Schrotschuss-Verfahren wird die Erbinformation automatisiert in kleine Einzelsequenzen zerlegt, ausgelesen und mit hohem Rechenaufwand wieder zusammengesetzt. Um die Datenmengen zu analysieren, entwickeln Venter und seine Kollegen neue Computerprogramme. »Damals wurde kontrovers diskutiert, ob diese Methode wirklich hoch qualitative Genomdaten liefern könnte. Heute sequenziert jeder Genome mit der Schrotschussmethode«, erzählt der US-Bioinformatiker Eugene Myers (geb. 1953), Direktor am Max-Planck-Institut für molekulare Zellbiologie und Genetik und Gründungsdirektor am Zentrum für Systembiologie in Dresden.[72] Myers war es, der Craig Venter von der neuen Sequenzierungstechnik überzeugte und die Software zum digitalen Zusammenbau der kurzen DNA-Sequenzen schrieb.

Schon bald ist der Wettlauf zwischen den beiden Forschergruppen im vollen Gang: Wer sequenziert wie schnell wie viele Genabschnitte? Team Venter nutzt dafür neu entwickelte Sequenziermaschinen. Diese anfänglich kühlschrankgroßen Geräte ermitteln die Abfolge der Basen innerhalb des DNA-Moleküls selbstständig und schreiben das Ergebnis als digitalen Text direkt in eine Computerdatei. Als 1997 mit der »Abi Prism 3700« weiterentwickelte Sequenzierungsautomaten auf den Markt kommen, die die präparierten DNA-Fragmente noch zehnmal schneller entziffern, mietet Venter Maschinenhallen an und befüllt diese mit 300 Superinstrumenten. Neben der besseren Genlesetechnik besitzt der glühend ambitionierte Venter einen weiteren Vorteil. Er kann bequem auf die Zwischenergebnisse der öffentlich finanzierten Forscher zugreifen. Team HGP veröffentlicht seine Daten täglich – darunter in jahrelanger Sisyphusarbeit zusammengestellte Lösungsbilder, mit deren Hilfe die Position der Basenpaare im Genom ermittelt werden kann. Venter hingegen hält die Sequenzierungsdaten, die er mit seiner eigenen 300-Mann-Firma *Celera Genomics* (Motto: »Tempo zählt«) gesammelt hat, unter Verschluss. Seine Ergebnisse sollen an interessierte Kunden verkauft werden.

Anfang des neuen Jahrtausends nähert sich das Rennen seinem Ende. Das Humangenomprojekt macht zwar kurz vor dem Zieleinlauf noch mal Boden gut: Es erhält vom US-Kongress neue Sequenziermaschinen bewilligt und gibt Ende 1999 bekannt, dass eine Arbeitsgruppe die Basenfolge des Chromosoms 22 entschlüsselt hat – das erste vollständige Kapitel im Buch des Lebens (ein kurzes Kapitel: Chromosom 22 ist das zweitkleinste Chromosom im menschlichen Erbgut). Doch schon im April 2000 kündigt Venter an, Celera Genomics sei nahezu die gesamte Sequenzierung des menschlichen Genoms gelungen. 99 Prozent des Gencodes seien geknackt. Das kommerzielle Speedboot hat den staatlich finanzierten Großtanker abgehängt.

Wenn ein privater Genpuzzler öffentliche Institutionen überflügelt, die nahezu unbegrenzte Mittel zur Verfügung haben, lässt das die beteiligten Regierungen nicht besonders gut dastehen. Aus diesem Grund greift nun US-Präsident Bill Clinton ein. Er drängt Collins und Venter dazu, auf den letzten Metern zu kooperieren. Mit Erfolg: Auf einer Pressekonferenz im Weißen Haus am 26. Juni 2000 verkündeten die Kontrahenten gemeinsam, dass das Jahrhundertwerk nahezu abgeschlossen sei – das menschliche Erbgut sei entziffert. Vereint präsentieren sie eine Rohversion des Humangenoms. Clinton erklärt beide zu Siegern und verkündet feierlich: »Heute lernen wir die Sprache, mit der Gott das Leben erschuf.« Die Veröffentlichung der Datensätze erfolgt im Februar 2001. Collins und seine Kollegen vom HGP publizieren ihre Erkenntnisse im renommierten Fachblatt *Nature*, Venter folgt einen Tag später im nicht weniger angesehenen Magazin *Science*.

Mit dem Abschluss des Humangenomprojekts scheint ein neues Zeitalter vor der Tür zu stehen. Nun sind weitgehend alle vererbbaren Informationen des Lebens bekannt, die in der Doppelhelix des DNA-Moleküls gespeichert sind. Sie verbergen sich in einem Text mit rund drei Milliarden Buchstaben-Paaren aus den vier Lettern A, C, G und T. Sobald auch die Genvarianten identifiziert sind, die das Erkrankungsrisiko erhöhen, werden Krebs, Alzheimer-Demenz oder Morbus Parkinson endlich heilbar – so die Hoffnung.

Doch die hochfliegenden Erwartungen erfüllen sich nicht. Es gibt nur wenige Erkrankungen, die durch Defekte in einem einzelnen Gen hervorgerufen werden, und die Zahl der Patienten ist vergleichsweise klein. Selbst das häufigste unter den schweren Erbleiden, Mukoviszidose, betrifft in Deutschland nur etwa achttausend Menschen. Bei den großen Volkskrankheiten wie Arteriosklerose, Diabetes mellitus oder Depressionen hingegen zeigt sich der familiäre Einfluss kleiner als angenommen.

Geringer als gedacht ist auch die Zahl der Gene, die die Merkmale des Körpers codieren. Ging man vor dem Projekt noch davon aus, dass es sich um etwa 100 000 handelt, so schrumpfte ihre Menge auf kaum mehr als 20 000 Erbfaktoren. Das sind ähnlich viele wie bei der Maus und deutlich weniger als beim Wasserfloh Daphnia pulex. Dessen Genom zählt knapp 31 000 Gene.

Schnell wird also klar: Es ist nicht die Zahl an Erbfaktoren, die über die Komplexität eines Lebewesens entscheiden. Es ist deren Regulierung und Zusammenspiel. Denn Gene steuern nicht nur, sie werden auch gesteuert. Und dafür gibt es eine Instanz, die bis zur Jahrtausendwende nur wenige Forscher interessiert hatte.

In den Jahren nach dem Humangenomprojekt allerdings wurde diese Disziplin geradezu zu einer Leitwissenschaft. Ihr Name: Epigenetik.

Auf einen Blick

Meilensteine der Genetik

1866 – Gregor Mendel veröffentlicht seine »Versuche über Pflanzenhybriden«.
Mit Kreuzungsexperimenten an Gartenerbsen gelingen dem Augustinerpater Gregor Mendel (1822–1884) statistische Aussagen über die Vererbung bestimmter Merkmale über viele Generationen hinweg.

1869 – Johann Friedrich Miescher isoliert die Nukleinsäure.
In Zellkernen isoliert der Physiologe Johann Friedrich Miescher (1844–1895) eine völlig neue organische Substanz, die er »Nuklein« nennt. Damit findet er die spätere DNA.

1888 – Wilhelm von Waldeyer prägt den Begriff »Chromosomen«.
Dank verbesserter Mikroskope entdeckt der deutsche Anatom Wilhelm von Waldeyer (1836–1921) die Chromosomen in menschlichen Zellen.

1903 – Walter Sutton begründet die Chromosomentheorie.

Der amerikanische Biologe Walter S. Sutton (1877–1916) stellt die zunächst umstrittene Theorie auf, dass Chromosomenpaare die Träger des Erbmaterials darstellen.

1904 – Theodor Boveri bestätigt die Chromosomentheorie.

Der deutsche Biologe Theodor Boveri (1862–1915) zeigt, dass die Chromosomen Träger der Erbinformationen sind.

1910 – Thomas Hunt Morgan lokalisiert das erste Gen.

An der Taufliege Drosophila melanogaster weist der US-Genetiker Thomas Hunt Morgan (1866–1945) Gene als Träger der Erbanlagen an bestimmten Stellen der Fliegen-Chromosomen nach.

1941 – George Beadle und Edward Tatum zeigen, dass Gene Proteine codieren.

Die beiden US-Naturwissenschaftler George Beadle (1903–1989) und Edward Lawrie Tatum (1909–1975) zeigen, dass ein Gen die Information zur Herstellung eines Proteins enthält.

1942 – Conrad Hal Waddington prägt den Begriff »Epigenetik«.

Der britische Entwicklungsbiologe Conrad Hal Weddington (1905–1975) prägt den Begriff »Epigenetik« als Zweig der Biologie, der sich mit dem komplexen Wechselspiel von Genen und Umwelt beschäftigt.

1944 – Oswald Theodore Avery beweist, dass Gene aus DNA bestehen.

Der kanadische Mediziner Oswald Avery (1877–1955) weist nach, dass nicht Proteine, sondern Desoxyribonukleinsäure (DNA) die chemischen Träger der Erbinformation sind.

1951 – Rosalind Franklin fotografiert die Doppelhelix-Struktur der DNA.

Die britische Biochemikerin Rosalind Franklin (1920–1958) fertigt erstmals ein Röntgenbild an, das zeigt, dass die DNA die Form einer elegant gedrehten Strickleiter besitzt.

1953 – James Watson und Francis Crick veröffentlichen die räumliche Struktur der DNA.

Der US-Molekularbiologe James Watson (geb. 1928) und der englische Biochemiker Francis Crick (1916–2004) geben in der Zeitschrift *Nature* bekannt, dass das DNA-Molekül einem dreidimensionalen, spiralförmigen Doppelstrang gleicht, in dessen Innenraum sich vier Basen immer jeweils zu zweit zusammenschließen.

1957 – George Gamow und Francis Crick beschreiben, wie die DNA ein Protein macht.

Der aus Russland stammende Physiker George Gamow (1904–1968) erarbeitet zusammen mit Francis Crick das zentrale Dogma der Molekularbiologie, das beschreibt, wie die genetische Information von einem Gen (DNA) über eine Gen-Kopie (RNA) zum Protein fließt.

1969 – Jonathan Beckwith isoliert das erste Gen.
Aus dem Erbgut eines Kolibakteriums gelingt es dem US-Biochemiker Jonathan Beckwith (geb. 1935) erstmals, ein einzelnes Gen auszuschneiden.

1982 – Die erste gentechnisch hergestellte Arznei wird zugelassen.
In den USA wird ein gentechnisch hergestelltes Humaninsulin zur Behandlung von Diabetes zugelassen. Es wird von Bakterienzellen produziert, die das menschliche Insulin-Gen enthalten.

1990 – Das Humangenomprojekt geht an den Start.
Mit dem Ziel, sämtliche Nucleotide (das heißt Adenosin, Cytosin, Guanosin, Thymidin) zu erfassen, startet das internationale Human Genome Project (HGP).

2000/01 – Abschluss des Human Genome Project. Das Genom gilt als entschlüsselt.
Nach etwa zehnjähriger Arbeit ist es den Wissenschaftlern des staatlichen Human Genome Project sowie der privaten Initiative Celera Genomics gelungen, den Code des menschlichen Genoms zu dechiffrieren.

2013 – Emmanuelle Charpentier und Jennifer A. Doudna präsentieren ihre Genschere.
Die französische Mikrobiologin Emmanuelle Charpentier (geb. 1968) und die US-Biochemikerin Jennifer A. Doudna (geb. 1964) stellen die Crispr/Cas9-Technologie vor, mit der Gene aus dem Genom entfernt, eingefügt oder verändert werden können.

DREI

DIE GENE JUNG ESSEN – EPIGENETIK UND ERNÄHRUNG

WIE DIE TÄGLICHE KOST GENE STUMMSCHALTEN KANN, DIE MIT ENTZÜNDUNGEN, KREBS UND ALTERUNG IN VERBINDUNG STEHEN

Männer, bei denen Urologen einen Prostatakrebs von der Niedrig-Risiko-Sorte feststellen, haben normalweise zwei Optionen. Sie können sich entweder schnurstracks in Behandlung begeben. Oder sie können abwarten, die Erkrankung engmaschig kontrollieren lassen und dem Krebs rechtzeitig zu Leibe rücken, falls er größer oder aggressiver wird – was zum Glück selten vorkommt.

Im Jahr 2008 wählten dreißig kalifornische Männer einen dritten Weg. Kaum hatten sie die schlechte Nachricht verdaut, dass ihre Vorsteherdrüse von der frühen Krebsform befallen war, krempelten sie ihr Leben auf links. Sie schnürten jeden Tag 30 Minuten lang die Sportschuhe und entspannten eine weitere Stunde lang mit Meditation, Dehnübungen oder anderen Relaxtechniken. Einmal die Woche tauschten sie sich in einer Selbsthilfegruppe über ihre Ängste aus. Vor allem aber stellten sie ihre Ernährung auf eine strikte Low-Fat-Diät um. Auf ihren Tellern landeten überwiegend Gemüse, Früchte, Vollkornprodukte sowie eine Portion Soja täglich. Lediglich 10 Prozent der Kalorien stammten aus fettreichen Lebensmitteln. Ergänzt wurde ihr Speiseplan um hochdosierte Supplemente, die täglich einzunehmen waren, nämlich einen Sojaproteindrink, Fischöl, Vitamin E, Selen sowie Vitamin C.

Entworfen wurde dieses Programm von Forschern um Dean Ornish von der Universität von Kalifornien (UCSF) in San Francisco. Der 1953 in Dallas geborene Kardiologe gilt als Berühmtheit und »Vater« der Lifestyle-Medizin, seit er Ende der 1980er-

Jahre als Erster gezeigt hat, dass eine Kombination aus Diät, Sport und Stressmanagement in der Lage ist, verschlossene Herzkranzgefäße wieder zu öffnen. Meditation und Mohrrüben als Medizin: Das ist das Lebensthema des Präventionsprofis. Und dieses Rezept funktionierte auch bei den Probanden der »Geminal«-Krebsstudie (*Gene Expression Modulation by Intervention with Nutrition and Lifestyle*).

Als die Ärzte den Betroffenen drei Monate nach Beginn der Intervention kleine Gewebeproben aus der Vorsteherdrüse entnahmen, stellten sie Erstaunliches fest. Etliche Gene, die für die Tumorbildung entscheidend sind, waren plötzlich herunterreguliert. Umgekehrt zeigten sich krebsbekämpfende Erbfaktoren betriebsamer als vor der Diät. Insgesamt hatte sich die Aktivität von mehr als 500 Genen in den Prostatazellen geändert, berichteten Ornish und seine Kollegen im Fachjournal PNAS.[73] Bei 48 Genen war die Aktivität gestiegen, bei 453 Genen gesunken.

Womöglich gelten die Ergebnisse nicht nur für Prostatakrebs, sondern auch für andere Tumorarten. Zwei der herunterregulierten Erbfaktoren, sie tragen die Bezeichnungen »RAN« und »Shoc2«, sind auch in Brust- und Darmkrebs sowie vielen weiteren bösartigen Wucherungen zu finden.[74] »Die Gene sind unsere Veranlagung, aber nicht unser Schicksal«, so Ornish.[75]

Die Ornish-Studie liefert ein frühes Beispiel dafür, welche weitreichenden positiven Auswirkungen ein intensives Ernährungs- und Lifestyle-Programm auf die Klaviatur unserer Gene hat. Ein Gemüseteller voller Vitalstoffe aktiviert – oder deaktiviert – andere Erbfaktoren als eine Currywurst. Menschen, die längere Zeit gesund essen, verändern dauerhaft wichtige Schaltstellen in ihrem Erbgut zum Positiven. Der wiederholte Reiz scheint die epigenetischen Veränderungen in den Zellen zu zementieren.

Experten sprechen in diesem Zusammenhang von »Nutri-Epigenetik« oder »Nutri-Epigenomik«: So heißt die junge Wissenschaft, die den Zusammenhang zwischen Ernährungsfaktoren und der Expression unserer Gene erforscht. Dennoch ist die populäre Ornish-Diät, trotz ihrer erwiesenen Vorzüge, nicht der Weisheit letzter Schluss. Extrem fettarme Ernährungsprogramme sind für die meisten Leute kaum durchzuhalten. Ganz ohne Öl, Butter und Sahne macht Essen keinen Spaß. Außerdem hat sich die Supplementierung mit Vitamin E und Selen in jüngerer Zeit als problematisch erwiesen. Beispielsweise zeigte sich in einer vom nationalen Krebsinstitut der USA finanzierten Studie, dass extra Selen bei Männern, die bereits gut mit diesem Spurenelement versorgt sind, das Risiko für Prostatakarzinome erhöht statt senkt.[76]

In gewisser Weise ist es auch von Nachteil, dass die Untersuchung von Dean Ornish verschiedene Elemente – Diät, Nahrungsergänzungsmittel, Sport und Stressmanagement – kombinierte. Aus einem derartigen Mix lässt sich schwer herauslesen, wie groß der Anteil der einzelnen Bausteine an den epigenetischen Veränderungen ist. Besitzt Soja nachhaltigeren Einfluss auf das Epigenom als Sellerie? Halten Karotten die Gene besser jung als Kürbis oder Knoblauch …?

Wer es genau wissen will, der muss auch genau hinsehen. Zum Glück passiert das vermehrt: In Petrischalen und mithilfe von Mausmodellen identifizierten Forscher immer mehr Nahrungsbestandteile, die Einfluss auf die Genaktivität nehmen und einen Schlüssel für erfolgreiches Anti-Aging-Programm liefern.

DIE WICHTIGSTEN MIKRONÄHRSTOFFE IN DER EPIGENETIK

Eine herausragende Rolle im epigenetischen System spielen bestimmte Vertreter aus der Riege der B-Vitamine, allen voran Folsäure und Vitamin B_{12}, aber auch Vitamin B_2 und B_6. Diese Substanzen greifen an unterschiedlichen Stellen in die Kaskade biochemischer Reaktionen ein, die dazu führen, dass Gene lauter oder leiser gestellt werden. Folsäure beispielsweise, das auch als »Vitamin B_9« oder »Folat« firmiert, steht ganz am Anfang einer Abfolge von Umwandlungsvorgängen, die am Ende zur DNA-Methylierung führen.

Zur Erinnerung: Im epigenetischen System ist die Methylierung ein wesentlicher Mechanismus. Als zentraler biologischer Prozess begünstigt die chemische Modifikation die Verdichtung der DNA. Damit dieser Vorgang ungehindert ablaufen kann, müssen genügend Methylgruppen vorhanden sein. Und damit genügend Methylgruppenlieferanten.

»Die Methylierung vollzieht sich durch eine Kaskade biochemischer Reaktionen, für die Nährstoffe eine wesentliche Rolle spielen«, formuliert es Isabelle Mansuy in ihrem Buch *Wir können unsere Gene steuern!*.[77] Die 1965 in den Vogesen geborene Autorin arbeitet als Professorin für Neuroepigenetik am Institut für Hirnforschung der Universität Zürich und dem Institut für Neurowissenschaft der Eidgenössischen Technischen Hochschule Zürich. Seit mehr als zwei Jahrzehnten forscht sie zur Epigenetik, rund 250 Veröffentlichungen hat sie in dieser Zeit publiziert.[78] Das macht die zierliche Französin, die eine Vorliebe für Halsketten und Ohrringe im Ethno-Style hat, zu einer der profiliertesten Expertinnen auf ihrem Gebiet. Für die Wissenschaftlerin spielt der Kühlschrankinhalt eine zentrale Rolle, um das Epigenom zu verbessern. »Während der letzten fünfzehn Jahre haben zahlreiche Studien Verbindungen zwischen bestimmten Nährstoffen und epigenetischen Modifikationen bewiesen.«

Sobald nun also Folsäure in den Körper gelangt, etwa im Spinat, wird sie in der Leber in 5-Methyl-Tetrahydrofolsäure umgewandelt. Über eine mehrstufige Reaktionskette namens »Methylierungszyklus«,[79] deren detaillierte Nacherzählung selbst eine Party von Biochemikern sprengen kann, entsteht eine für den Stoffwechsel bedeutsame Substanz namens »S-Adenosylmethionin« (SAM). Das hochreaktive SAM ist der wichtigste Lieferant von Methylgruppen in der Zelle. Damit dieser Methylkreislauf wirklich rundläuft, benötigt der Körper aber nicht bloß Folsäure, sondern noch weitere Nährstoffe. Magnesium etwa ist unverzichtbar, damit sich die Aminosäure Methionin unter Mithilfe von Adenosintriphosphat (ATP), dem universellen Energieträger in den Zellen, in das begehrte SAM verwandeln kann.[80] Auch Zink zählt zu diesen Aktivatoren. Cholin und Betain sind ebenfalls wichtige Vitalstoffe im Methylierungszyklus.[81]

Neben der DNA-Methylierung gibt es bekanntlich noch weitere chemische Transaktionen, die unseren Genen erlauben, sich flexibel an die Umwelt anzupassen. Dazu zählt auch das Anhängen oder Entfernen von Acetylgruppen. Durch die Acetylierung wird die Verpackung der DNA gelockert, und die Gene können besser abgelesen werden. Bei diesem Vorgang kommen eine Reihe von sekundären Pflanzenstoffen (SPS) ins Spiel. Diese heißen nicht etwa so, weil sie zweitrangig sind, sondern weil ihr Namensgeber, der Pflanzenphysiologe Albrecht Kossel (1853–1927), sie im Jahr 1891 von Kohlenhydraten, Proteinen und Fetten unterscheiden wollte. Die »Nicht-Nährstoffe« stehen für Farbe, Duft und Aroma unseres Essens. Zu den epigenetisch wertvollen SPS zählen unter anderem der Brokkoli-Inhaltsstoff Sulforaphan, das schwefelhaltige Diallylsulfid aus dem Knoblauch und das berühmte Resveratrol aus dem Rotwein. Diese drei Verbindungen hindern das Enzym Histondeacetylase daran, Acetylgruppen von Histonen zu entfernen[82] und so das Ablesen der DNA zu erschweren.[83] Genistein aus der Sojabohne und die Bitterstoff-Catechine aus dem Grüntee wiederum hemmen das Enzym DNA-Methyltransferase, was zu einer Hypomethylierung von Genen führt, die mit Krebs in Verbindung gebracht werden.[84]

Und was bringt dieses Wissen nun konkret? Welche Benefits darf ich erhoffen, wenn ich mir gezielt Spinat, Brokkoli oder Hülsenfrüchte auf den Teller lade, also Methylgeber, um mit deren Hilfe mein Epigenom zu beeinflussen? Diese Frage beschäftigt auch die Genetikerin Barbara Stefanska von der University of British Columbia in der gleichnamigen kanadischen Provinz. Wie bei den meisten Wissenschaftlern, die sich mit Epigenetik und Ernährung auseinandersetzen, kreist ihre Arbeit um Krebs – hier ist die Forschung derzeit am weitesten fortgeschritten.

Wie Stefanska herausfand, schützt S-Adenosylmethionin Mäuse davor, dass sie Metastasen in den Knochen entwickeln. Also genau die hochreaktive Substanz SAM, für deren Produktion der Körper Folsäure und Vitamin B_{12} benötigt! »SAM führt zu einer starken Methylierung von Krebsgenen und schaltet sie dadurch aus«, stellte die Wissenschaftlerin in einem Interview mit dem Deutschlandfunk fest.[85]

Auch Resveratrol sowie das Sonnenvitamin D und Vitamin A besitzen ähnliche Effekte. Das zeigte Stefanska, als sie menschliche Brustkrebszellen in der Petrischale mit diesen Substanzen traktierte. »Diese Stoffe sorgen dafür, dass bestimmte Gene, die

Brustkrebs bekämpfen können, von den Methylgruppen weitestgehend befreit werden. Sie aktivieren dadurch diese Gene und schützen uns vor dem Krebs«, so die Genetikerin.[86] Das Ganze funktioniert wie bei einem Peeling gegen Hautschüppchen, nur dass in diesem Fall Tumorsuppressor-Gene, die gerade bei älteren Menschen oft methyliert und deswegen stummgeschaltet sind, von hemmenden Methylgruppen befreit werden. Auch Grüntee zeigte in Laborstudien diesen Effekt: genau genommen sein Zungenbrecherwirkstoff Epigallocatechingallat (EGCG), der ein Drittel der Trockenmasse im Tee ausmacht und sich beim Aufbrühen aus den Blättern löst.

Biologen gewinnen grundlegende Erkenntnisse aus Versuchen mit Zellkulturen oder Modelltieren. Aber nicht alles, was Labornagern hilft, nutzt auch Freilandmenschen. Gelegentlich liefern Versuchsmäuse falsche oder verzerrte Daten. »Mice tell lies«, mit diesem Branchenspruch warnen sich Forscher vor verfrühtem Optimismus. Dazu kommt: Die Nährstoffe, die epigenetische Veränderungen hervorrufen, haben in der Regel noch weitere Nutzeffekte für die menschliche Gesundheit. Extrakte aus dem Grüntee beispielsweise wirken entzündungshemmend, antioxidativ, gefäßerweiternd und cholesterinsenkend – um nur einige ihrer Vorzüge zu nennen. Wenn Grünteeliebhaber also länger und gesünder leben, wie Studien zeigen,[87] stellt sich die Frage: Wie viel davon geht auf das Konto der Epigenetik? Und wie viel auf die Gefäßerweiterung?

Solche Fragen lassen sich mitunter schwer beantworten. Lebensmittel sind Vielstoffgemische, die unterschiedliche biologische Effekte hervorbringen. Epigenetische Mechanismen sind demnach längst nicht die einzigen, die eine pflanzenbetonte Ernährung wertvoll für den Organismus machen. Außerdem werden viele Nährstoffe im Verdauungstrakt chemisch verändert, sodass nicht immer klar ist, ob die aktiven Komponenten ihre molekularen Wirkorte tatsächlich in ausreichender Menge erreichen.

Die gute Nachricht an dieser Stelle ist: Glücklicherweise besitzt die Epigenetik einen eigenen Biomarker, um Gesundheitseffekte wirksam nachzuweisen – nämlich »Horvath's Clock«, die Lebensuhr, die in den Genen tickt. Die revolutionäre Methode, mit der sich das biologische Alter eines Menschen anhand des Grads der DNA-Methylierung messen lässt, dokumentiert den Verjüngungseffekt von gesunder Ernährung auf unbestechliche Weise. Und die fällt bisweilen erstaunlich deutlich aus, wie Kara Fitzgerald und ihr Team vom Institute for Functional Medicine in Washington 2021 im Fachmagazin *Aging* beschrieben.[88] Demnach dreht eine epigenetische Diät in Verbindung mit ausreichend Schlaf und Bewegung die epigenetische Lebensuhr binnen acht Wochen um exakt 1,96 Jahre zurück. Beinahe zwei Jahre jünger im Handumdrehen – für solche Blitzverjüngungen muss normalerweise ein plastischer Chirurg ran. Und dessen Ergebnisse sind nur kosmetisch … Die tiefgehende Zellerneuerung in Fitzgeralds Studie ging größtenteils darauf zurück, dass auf den Tellern der 43 Teilnehmer im Alter zwischen 50 und 72 Jahren besonders viele von den bereits erwähnten epigenetischen Schlüsselstoffen landeten: allen voran Vitamin B_{12}, Folsäure oder Magnesium. »Wir haben einen Speiseplan entwickelt, der besonders viel von den Nährstoffen enthält, die für den Methylierungszyklus wichtig sind«, wird Fitzgerald im Online-Wissenschaftsmagazin *Scinexx* zitiert.[89]

Grünes Gemüse, Kohl, Nüsse und Saaten standen bei der Epi-Diät entsprechend obenan. Lebensmitteln mit hohem glykämischen Index wie weißer Reis oder helles Brot sollten die Testpersonen hingegen ebenso reduzieren wie tierische Eiweiße aus Fleisch, Käse oder Milch. Zwischen 19 Uhr abends und 7 Uhr früh blieb die Küche zu – dieser Essrhythmus entspricht einem milden Intervallfasten. Ein Nahrungsergänzungsmittel mit verschiedenen Pflanzeninhaltsstoffen sowie ein probiotisches Präparat mit Milchsäurebakterien rundeten die Diät ab. Zusätzlich machten die Teilnehmer jeden Tag mindestens 30 Minuten Sport, hielten mindestens sieben Stunden Nachtruhe ein und praktizierten Atemübungen als Anti-Stress-Routine. Am Ende der Studie baten die Forscher ihre Probanden – wie bereits zu Beginn der Untersuchung – um eine Speichelprobe und bestimmten per DNA-Test das Muster der epigenetischen Anlagerungen. Das Resultat: Binnen acht Wochen hatten sich die Männer um 1,96 Jahre verjüngt.

»Dies ist der erste Nachweis einer Umkehrung des epigenetischen Alterungsprozesses in einer randomisierten kontrollierten klinischen Studie«, so Fitzgerald laut *Scinexx*-Onlinemagazin.[90] Beinah noch erstaunlicher: Während sich Lebensuhr der Gene bei den Probanden zurückdrehte, schritt sie im selben Zeitraum bei den Teilnehmern der Kontrollgruppe um 1,27 Jahre voran. Binnen Kurzem öffnete sich die Altersschere zwischen den Gemüseessern und den Normalköstlern um mehr als drei Jahre.

Jeder Mensch weiß natürlich, dass eine Kost, die reich an frischem Gemüse und Obst ist, für mehr Gesundheit im Leben sorgt. Die Epigenetik bringt die Entscheidung, welche Lebensmittel wir auf den Teller holen, auf das nächste Level. Sie bietet ein Ernährungsmodell, welches das Altern bremst und die Lebenserwartung erhöhen kann. Wie dieses Ernährungsmuster in der Praxis aussieht, stellen wir Ihnen auf den folgenden Seiten vor.

Kleiner Exkurs in die Chemie: So funktioniert der Methylierungszyklus

Unsere Gesundheit hängt nicht bloß von der Art der Gene ab, sondern auch von ihrer Aktivität. Diese epigenetische Grundregel gilt lebenslang: von der befruchteten Eizelle bis zum erwachsenen Organismus, bei Krankheiten wie Alzheimer-Demenz ebenso wie bei normalen Alterungsvorgängen. Das macht die Methylierungen – also das An- und Ausschalten der Gene mithilfe von chemischen Markierungen – zu einem der wichtigsten Programme, die im Körper ablaufen. Für Interessierte seien dieser Vorgang und die wichtigsten beteiligten Nährstoffe deshalb hier im Detail beschrieben.

Schritt 1

Methionin aus der Nahrung wird mithilfe von Adenosintriphosphat in seine aktive Form S-Adenosyl-Methionin (SAM) umgewandelt.

Und was heißt das genau? Methionin steht im Mittelpunkt des Methylstoffwechsels.[91] Bei dieser Substanz (sie wird auch »L-Methionin« genannt) handelt es sich um eine essenzielle Aminosäure, also um einen Eiweißbaustein. Methionin steckt in allen proteinhaltigen Lebensmitteln, also in Fleisch, Käse und Eiern ebenso wie in Reis, Nüssen, Erbsen, Vollkornbrot oder Spinat. Dass ein Mensch zu wenig Methionin aufnimmt, kommt deshalb selten vor. Für den Stoffwechsel bedeutsam ist die Aminosäure, weil sie eine Methylgruppe enthält, also eine einfache Verbindung aus einem Kohlenstoffatom mit drei Wasserstoffatomen (die Formel lautet: $–CH_3$).

Damit die Methylgruppe epigenetisch aktiv werden kann, muss sie zuvor in SAM (S-Adenosyl-Methionin) umgewandelt werden, den universellen Methylgruppenspender. Diese Verwandlung geschieht mithilfe von Adenosintriphosphat (ATP), einem Molekül, das die Energie in den Zellen bereitstellt.

Schritt 2

Durch Abgabe seiner Methylgruppe wird SAM zu S-Adenosyl-Homocystein. Die Methylgruppe dockt an der DNA an.

Und was heißt das genau? Spendet S-Adenosyl-Methionin (SAM), die stoffwechselaktive Form des Methionins, seine Methylgruppe, so wird es selbst in S-Adenosyl-Homocystein verwandelt. Das abgespaltene $-CH_3$, also der Methylrest, wird an die DNA übertragen. Je mehr Methylgruppen sich an einem Gen befinden, desto größer ist die Verdichtung der DNA, desto weniger können die Informationen von der Zelle abgelesen werden, und desto besser sind jene Teile des Erbguts vor fehlerhafter Aktivierung geschützt.

Die Methylgruppe kann aber auch zu einer anderen Partnerverbindung wie der RNA oder Proteinen weiterwandern.[92] Das hat damit zu tun, dass SAM der zentrale Lieferant von Methylgruppen im Zellstoffwechsel ist. Es wird nicht nur zur DNA-Methylierung, sondern beispielsweise auch zur Bildung von Neurotransmittern oder für Entgiftungsreaktionen benötigt.

Schritt 3

S-Adenosyl-Homocystein wird zu Homocystein abgebaut.

Und was heißt das genau? In einer weiteren Reaktionsstufe entsteht als Zwischenschritt Homocystein. Diese schwefelhaltige Aminosäure ist ein natürliches Stoffwechselprodukt des Körpers, kann aber in höherer Konzentration die Zellen schädigen. Bei Gesunden wird es deshalb gleich wieder verstoffwechselt.

Schritt 4

Homocystein wird zu Methionin recycelt. Alternativ kann es zu Cystein abgebaut werden.

Und was heißt das genau? Verschiedene chemische Prozesse ermöglichen das Recycling des Homocysteins. Der einfachste besteht in der Remethylierung: Durch das Anfügen einer anderen Methylgruppe verwandelt sich Homocystein wieder in die Ausgangssubstanz Methionin.

Damit Homocystein regeneriert werden kann, benötigen die entsprechenden Enzyme des Homocystein-Zellstoffwechsels Vitamin B_6 und Vitamin B_{12} sowie zusätzlich Folsäure. Auf einem alternativen Abbauweg, der sogenannten Transsulfurierung, wandelt sich Homocystein mit Vitamin B_6 als Co-Faktor in Cystathionin um. In einem weiteren Stoffwechselschritt entsteht anschließend die Aminosäure Cystein, der Ausgangsstoff für Glutathion, eines der stärksten körpereigenen Antioxidanzien.[93]

DIE TOP-LEBENSMITTEL DER EPIGENETISCHEN KÜCHE

Die Nutri-Epigenetik kennt mittlerweile etliche Nahrungsbestandteile, die dazu beitragen, das Auslesen der Gene zu aktivieren oder zu deaktivieren. Die folgenden Lebensmittel enthalten besonders viele von diesen Mikronährstoffen – bitte zugreifen!

» **Olivenöl:** Das naturbelassene Öl aus den Früchten des Olivenbaums bildet das flüssige Herzstück der traditionellen Mittelmeerdiät. Diese Kost schützt nicht nur vor Herzinfarkt und Schlaganfall, sie hält auch das Gehirn jung: Wie eine 2021 im *Journal of Clinical Medicine* veröffentlichte spanische Meta-Analyse zeigt, senkt die traditionelle Küche Spaniens oder Italiens das Alzheimer-Risiko beträchtlich.[94]
  Eine Erklärung für den Gesundmachereffekt lieferte die griechische Humanbiologin Valentini Konstantinidou. Sie untersuchte 2010 für ihre Doktorarbeit an der Universität Pompeu Fabra in Barcelona die molekularen Mechanismen hinter nativem Olivenöl und der mediterranen Küche.[95] Dabei stellte sie fest, dass der Konsum des goldgrünen Superfoods direkt die Expression jener Gene verringerte, die mit Entzündun-

gen und oxidativem Stress verbunden sind. Verantwortlich dafür sind die Polyphenole, also jene sekundären Pflanzenstoffe in der Olive, die für die fruchtige Farbe, den scharfen Geschmack und den bitteren Abgang sorgen.

Für diese Gesundheitshelfer erlaubt die EU sogar eine gezielte Werbeaussage, nämlich: »Olivenöl-Polyphenole tragen dazu bei, die Blutfette vor oxidativem Stress zu schützen.« Die Angabe ist nur bei Produkten erlaubt, bei denen 20 Gramm Olivenöl mindestens 5 Milligramm des Polyphenols Hydroxytyrosol und verwandter Verbindungen liefern (mindestens 250 Milligramm/Kilogramm).[96]

Weitere Quellen für Polyphenole: Besonders reich an den bioaktiven Komponenten sind Beerenfrüchte, farbiges Gemüse wie Karotten oder Rote Bete, aber auch Kakao und Kräuter. Letztlich enthält jedes pflanzliche Lebensmittel Polyphenole. Besonders ergiebig sind die Randschichten von Obst, Gemüse und Getreide.

» **Brokkoli:** Keine Superfoodliste kommt ohne den Kohl mit dem italienischen Klang aus. Auch in der epigenetischen Diät steht das Kräuselgemüse obenan. Sein Senföl Sulforaphan hemmt im Tierversuch Enzyme namens »DNA-Methyltransferasen« und der Histondeacetylasen. Das führte in einer Studie dazu, dass in Herzmuskelzellen ein Wächterprotein mit dem sperrigen Langnamen »Nuclear factor erythroid factor-2« epigenetisch aktiviert wird.[97] (Das Wortungetüm wird mit Nrf2 abgekürzt und »Nörv tu« ausgesprochen.)

Dieser Transkriptionsfaktor kommt in jeder Zelle des Körpers vor und reguliert ihre Abwehreigenschaften gegen reaktive Sauerstoffspezies. Damit spielt Nrf2 eine zentrale Rolle, um Organe und Gewebe vor oxidativem Stress und Entzündungen zu schützen.[98] Ärzte für Nährstoffmedizin schreiben dem Masterregulator positive Effekte bei Autoimmunstörungen, Herzleiden, neurodegenerativen Erkrankungen und anderen Gesundheitsproblemen zu.[99]

Weitere Quellen für Sulforaphan: Wer den Nrf2-Signalweg in seinen Zellen mithilfe von Sulforaphan stimulieren möchte, wird nicht nur bei Brokkoli fündig. Praktisch jedes Gewächs aus der Familie der Kreuzblütler enthält die epigenetisch wirksamen Senföle, also auch Weiß-, Grün-, Blumen- und Rosenkohl sowie Rettich und Radieschen.

» **Grüner Tee:** Frauen, die regelmäßig grünen Tee genießen, praktizieren ein Feintuning für ihre Gene. Untersucht man ihre Blutproben mit molekularbiologischen Tools, findet man insgesamt 28 DNA-Bereiche, bei denen sich ihre Methylierung von der anderer Frauen unterscheidet. In den betroffenen Abschnitten liegen Gene, die dafür bekannt sind, dass sie mit dem Östrogenstoffwechsel und mit Tumoren in Verbindung stehen.[100]

Verantwortlich für diese epigenetischen Modifikationen ist das Epigallocatechingallat (EGCG), ein Katechin aus der Gruppe der Polyphenole. Das EGCG macht etwa ein Drittel der Trockenmasse im Grüntee aus. Große Bevölkerungsstudien bestätigen, dass der Asiatrunk nicht nur die Gen-Expression verändert, sondern auch tatsächlich das Leben verlängert. So verringerten Japanerinnen, die täglich mindestens fünf Tassen konsumierten, in der »Ohsaki«-Langzeitstudie ihr Sterberisiko um beinah ein Viertel. Besonders Todesfälle durch Herzinfarkt und Schlaganfall treten seltener auf. Männer profitierten ebenfalls in der Studie vom Grüntee, wenn auch in geringerem Maße.[101]

Weitere Quellen für EGCG: Epigallocatechingallat steckt hauptsächlich in unfermentierten Teesorten wie grünem Tee. Auch schwarzer Tee enthält das begehrte Katechin, allerdings nur etwa ein Drittel der Menge.[102] Die optimale Ausbeute an EGCG erhält man, wenn man Grüntee mit etwa 85 °C aufbrüht und 3 bis 5 Minuten ziehen lässt.[103] So schmeckt das Heißgetränk auch am besten.

» **Kichererbsen:** Das Trendfood vieler Großstädter ist eine Art epigenetisches Multitalent. Es enthält in ungewöhnlicher Menge gleich mehrere der Nährstoffe, die die Erbanlagen steuern. So deckt bereits eine Portion (160 bis 170 Gramm) der runden Leckerbissen den Großteil des Tagesbedarfs an Folsäure ab.[104] (Ein Zuwenig an diesem Vitamin B_9 führt offenbar zu Fehlern bei der Methylierung der DNA und angelagerter Histonproteine.)

Der Umstand, dass ein Folsäuremangel bei Schwangeren das Risiko für Fehlbildungen beim Kind erhöht, wird unter anderem damit erklärt, dass der Mikronährstoff den Zellen als Koenzym bei der epigenetischen Speicherung von Informationen hilft.[105] Auch mit Vitamin B_6 – einer weiteren wichtigen Zutat im Methylierungszyklus – punkten die Leckerbissen aus der Levante-Küche. Ebenfalls enthalten: Magnesium und Zink, zwei wichtige Aktivatoren in der Methylierungskaskade.

Weitere Quellen für Folsäure: Toplieferanten für Folat sind unter anderem Grünkohl, Rosenkohl, Spinat, Linsen oder Sojabohnen. Auch Tomaten, Orangen, Kartoffeln oder Eier enthalten das B-Vitamin.

» **Lachs:** Obwohl unzweifelhaft gesund, zählt der Meeresbewohner eigentlich nicht zum klassischen Epi-Food (selbst wenn seine herzgesunde Wirkung teilweise auf die Beeinflussung der DNA-Struktur zurückzugehen scheint).[106] Als Lieblingsfisch der Deutschen steht der Lachs in dieser Aufzählung vielmehr stellvertretend für die Gesamtheit der Lebensmittel, die das für die DNA-Methylierung wichtige Vitamin B_{12} liefern.

Weitere Quellen für Vitamin B_{12}: Dieses Vitamin findet sich praktisch nur in tierischen Produkten, also in Fleisch, Fisch, Meeresfrüchten, Eiern, Milch, Joghurt und Käse. Wer gern Rinderbraten, Miesmuscheln oder Forelle genießt, deckt den Tagesbedarf von 4 Mikrogramm Vitamin B_{12} in der Regel mühelos. Aber auch Vegetarier können ihr Vitamin-B_{12}-Konto über die Ernährung auffüllen. Dafür genügen beispielsweise ein Glas Milch (150 Gramm), ein kleiner Becher Joghurt (150 Gramm), ein Ei (60 Gramm) sowie zwei Portionen Camembert (60 Gramm) pro Tag.[107] Veganer hingegen kommen nicht umhin, Vitamin-B_{12}-Präparate zu schlucken.

» **Blaubeeren:** Das Sommerobst ist ein epigenetischer Schlankmacher: Seine dunklen Pflanzenfarbstoffe hemmen chemische Veränderungen am DNA-Strang, die zu Fettleibigkeit führen. Diese Erkenntnis lieferte ein großes EU-finanziertes Projekt, das die sogenannten Anthocyane in Mäusen und Menschen unter die Lupe nahm (gr. *ánthos* [Blüte], *kyanós* [dunkelblau, schwarzblau, dunkelfarbig]).[108] Für die Untersuchung verglichen die Betreiber der »Athena«-Studie (ein Akronym für *Anthocyanin and Polyphenol Bioactives for Health Enhancement through Nutritional Advancement*) das Genexpressionsprofil von normalen Nagern mit dem von Mäusen, die eine fettreiche Kost ohne Anthocyane erhielten. Dabei zeigte sich, dass epigenetische Mechanismen die Gewichtszunahme bremsten.

Diese Erkenntnis ist ein weiteres Kapitel im Heldenepos der Heidelbeeren: Schon länger ist bekannt, dass der regelmäßige Griff zu den Früchtchen den Blutdruck senkt, LDL-Cholesterin reduziert und die Hirnalterung verzögert.
Weitere Quellen für Anthocyane: Die begehrten blauvioletten Farbstofflieferanten aus der Gruppe der sekundären Pflanzenstoffe stecken auch in Kirschen, Auberginen, blauen Trauben, Zwetschgen und Pflaumen. Je intensiver die Farbe, desto höher ist der Anteil an Anthocyanen!

» **Tofu:** Asiatinnen, die täglich Soja-Lebensmittel wie Miso oder Tofu essen, haben ein dreifach niedrigeres Risiko, an Brustkrebs zu erkranken, als Europäerinnen.[109] Als wesentlicher Grund gelten die verschiedenen Isoflavone aus der Sojabohne, etwa eine Substanz namens Genistein. Diese Pflanzenstoffe aus der Gruppe der Phytoöstrogene sind den weiblichen Sexualhormonen chemisch sehr ähnlich, selbst wenn sie schwächer wirken als die körpereigenen Östrogene. Außerdem üben sie einen direkten Effekt auf die DNA-Methylierung und die Histon-Modifikation aus.[110]
Wie das vor Krebs schützen kann, haben Ernährungsforscher aus den USA in einem spannenden Versuch gezeigt, den der Hamburger Biologe und Wissenschaftsautor Peter Spork auf seinem Epigenetik-Blog schildert.[111] Die Wissenschaftler fütterten Ratten von klein auf mit Sojaprodukten, verabreichten einigen von ihnen dann ein krebserregendes Gift und führten die genisteinreiche Diät anschließend nur mehr bei der Hälfte der Tiere weiter. Nach einiger Zeit analysierte die Forscher in den Darmzellen der Nager die Aktivität von Genen, die an der Bildung des krebsfördernden Signalmoleküls »Wnt« beteiligt sind. Bei den Ratten mit Normalkost stieg die Aktivität die-

ser Erbfaktoren an. Bei den Artgenossen, die weiterhin den Sojabohnen-Inhaltsstoff Genistein erhielten, blieb sie unverändert auf dem Niveau der Tiere, die gar nicht erst vergiftet worden waren.

Weitere Quellen für Isoflavone: Isoflavone stecken vor allem in Sojabohnen und ihren Produkten. In geringerer Konzentration kommen sie auch in Kidneybohnen, Kichererbsen oder Mungbohnen vor.

» **Kurkuma:** Als Entzündungshemmer, Verdauungshelfer und Immunstärker aus der Natur genießt das Currygewürz einen exzellenten Ruf in der Alternativmedizin. Zumindest in der Petrischale macht sein Curcumin – der wichtigste Inhaltsstoff in der Gelbwurz – auch Tumorzellen den Garaus: Es löst ihren frühzeitigen Zelltod aus und macht sie empfänglicher für die Wirkung von Chemotherapie und Bestrahlung.[112]

Daneben besitzt der Naturstoff enormes Potenzial als epigenetischer Modulator. Auf unterschiedliche Weise dreht das Curcumin an epigenetischen Schaltern. Dazu zählt unter anderem die Hemmung von DNA-Methyltransferasen, die Steuerung von Histon-Modifikationen sowie die Regulation von MicroRNAs.[113]

» **Nüsse:** Vom Dickmacher zum Superfood – die kernigen Früchte haben in den vergangenen Jahren einen steilen Aufstieg hingelegt. Den Karriere-Boost brachten Studien, die zeigten, dass täglich mindestens 20 Gramm Walnüsse & Co. das Risiko senken können, an Krebs, Diabetes sowie Infektionen zu erkranken.[114]

Vor allem das Herz profitiert von Nüssen. Der regelmäßige Griff zu den konzentrierten Kernen verbessert die Funktion der Blutgefäße, senkt den Cholesterinspiegel und schützt letztlich davor, an Herzinfarkt zu sterben. Studien deuten darauf hin, dass diese kardiovaskulären Effekte zumindest teilweise auf Veränderungen des Methylierungsmusters bestimmter DNA-Abschnitte beruhen.[115]

Wie B-Vitamine uns vor Feinstaub schützen

Die Trias aus Vitamin B_{12}, B_6 und Folsäure spielt eine Schlüsselrolle in der Epigenetik. Erst wenn dieses Dreier-Kleeblatt vollständig ist, läuft der Stoffwechsel im Methylierungszyklus rund.[116] Eine gute Versorgung mit den organischen Verbindungen ist sogar in der Lage, die Auswirkungen von Feinstaub auf die Gene abzuschwächen, wie ein Experiment in den USA zeigte.[117]

Bei dem Versuch nahmen zehn gesunde Probanden entweder Placebo-Tabletten oder eine Kombination aus Folsäure (2,5 Milligramm täglich), Vitamin B_6 (50 Milligramm täglich) und Vitamin B_{12} (1 Milligramm täglich). Diese Dosierungen liegen vergleichsweise hoch. Nach vier Wochen mussten die Teilnehmer per Maske zwei Stunden lang Luft einatmen, die mit Feinstaub aus der Innenstadt von Toronto versetzt war. Vor und nach dieser Schadstoffzufuhr bekamen die Probanden Blut abgezapft, das an zehn Abschnitten des Erbguts auf die DNA-Methylierung untersucht wurde. Dabei zeigte sich, dass die B-Vitamine den negativen Einfluss der Feinstäube auf die epigenetischen Markierungen um 28 bis 76 Prozent reduzierten. Zusätzlich wurden die Auswirkungen der Mikropartikel auf die Mitochondrien, die Kraftwerke der Zellen, abgeschwächt.

FASTEN UND EPIGENETIK – DAS GLÜCK DER GENÜGSAMKEIT

Die erste Besprechung des Tages steht an. Im Meetingraum warten Schnittchen und Obst auf dem Tisch. Die Kollegen greifen bereits beherzt zu. Man selbst hingegen ignoriert tapfer das Frühstück, obwohl der Magen knurrt. Der Körper verlangt Energie, unüberhörbar. Doch welchen guten Grund hätte man, ihm die Kalorien zu verwehren?

Nun, tatsächlich gibt es sogar mehrere mögliche Motive. Etwa diese: Der temporäre Nahrungsverzicht hilft beim Abnehmen, er senkt den Blutdruck, verbessert die Empfänglichkeit der Körperzellen für Insulin, steigert die Gedächtnisleistung und kann sogar eine Krebstherapie unterstützen – um nur einige der Benefits des Fastens zu erwähnen.[118] Nicht zu essen ist eine verblüffend wirksame Medizin: Diese Erkenntnis verdanken wir der Fastenforschung, die in den letzten Jahrzehnten vor allem von Biochemikern und Biologen vorangebracht wurde.

Wer nach den molekularen Erklärungen für diese Effekte sucht, wird auch bei der Epigenetik fündig. Bereits nach zwei Monaten Diät zeigen sich auffällige Änderungen im Epigenom. Die Modulationen betreffen eine Reihe unterschiedlicher Gene, etwa solche, die den Stoffwechsel regulieren, als Entzündungsvermittler und Wachstumsfaktoren wirken oder auch als Immunboten arbeiten.[119] Diese Neujustierung der Genaktivität hilft, chronisch entzündliche Prozesse zu reduzieren. Hartnäckig schwelende Entzündungen schaden langfristig den Organen und sind an vielen Altersleiden wie Arthritis, Diabetes oder Arteriosklerose beteiligt.

Während diese epigenetischen Fasten-Benefits – im Tierversuch gemessen – erst nach einigen Wochen beschrieben wurden, vollziehen sich andere physiologische Umstellungen weitaus schneller. Bleibt die gewohnte Nahrung für etwa zwölf bis sechzehn Stunden aus, beginnt der Körper, den Hungerstoffwechsel zu aktivieren.[120] Seine Zellen teilen sich langsamer, alte oder defekte Proteine und Zellbestandteile werden abgebaut – ein Vorgang, den Experten als »Autophagie« bezeichnen (gr. *autós* [selbst] und *phageĩn*, Inf. Aorist zu *esthíein* [essen]).

Entdeckt wurde dieser interne Frühjahrsputz von dem japanischen Zellbiologen Yoshinori Ohsumi, der dafür 2016 den Nobelpreis für Physiologie oder Medizin erhielt.[121] Das Programm lässt sich in der einzelligen Hefe ebenso beobachten wie beim Menschen und läuft unterschwellig auch im Normalbetrieb der Zellen ab. Einen Boost erlebt die Autophagie bei längeren Essenspausen. Nach 48 bis 72 Stunden scheint das Zellrecycling seinen Höhepunkt zu erreichen – das genaue Timing kennt noch niemand genau.

Der tiefere Sinn hinter diesen Prozessen liegt auf der Hand. Wird Nahrung knapp, versucht jeder Organismus, Energie zu sparen. Statt Wachstum steht Recycling obenan, statt Fortpflanzung Lebensverlängerung. Später, wenn sich die Umweltbedingungen zum Positiven verändert haben und die Kalorien wieder üppig fließen, lassen sich immer noch Nachkommen in die Welt setzen. Und bis dahin wird das Altern einfach nach hinten verschoben.

Dieses lebensverlängernde Programm ist so universal, dass Forscher es buchstäblich in jedem untersuchten Organismus finden. Egal, ob Bäckerhefe, Fadenwurm, Stubenfliege oder Ratte: Moderates langfristiges Hungern verlängert die mittlere Lebenserwartung je nach Studie und Spezies um 10 bis 40 Prozent.[122] Auch Makaken, die über Jahre hinweg ein Drittel weniger Kalorien erhalten, als sie gewohnt sind, leben beträchtlich länger.[123]

Natürlich lautet die entscheidende Frage, ob der Methusalemeffekt beim Menschen ebenfalls eintritt. Wenn Stubenfliegen und Fadenwürmer ihre bezaubernde Jugendlichkeit mithilfe von

Schmalkost verlängern können – sollte dieses Rezept nicht auch bei uns funktionieren? Bislang scheiterte die Beantwortung dieser Frage an ausreichend Freiwilligen, die ihre tägliche Kalorienaufnahme viele Jahrzehnte lang um ein Drittel reduzieren.

Ende der 2000er-Jahre jedoch gelang es einem Team um Daniel Belsky von der Columbia-Universität in New York, genügend Probanden zu finden, die zustimmten, ihre Essensportionen immerhin zwei Jahre lang um 25 Prozent zu verkleinern.[124] 145 gesunde Männer und Frauen zwischen 21 und 50 Jahren hielten im Rahmen der »Calerie«-Studie (ein Akronym für *Comprehensive Assessment of Long-Term Effects of Reducing Intake of Energy*) strikte Diät. In einer Kontrollgruppe durften die Teilnehmer so viel essen, wie sie wollten. Weil zwei Jahre Schmalkost bei Menschen im mittleren Alter noch keine Aussage darüber erlauben, ob die Betreffenden später mal länger leben werden als ihre schlemmenden Zeitgenossen, wählten Forscher die beste Methode zur Bestimmung des biologischen Alters: die epigenetische Uhr. Als unbestechlicher molekularbiologischer Marker verrät sie das Alterungstempo eines Organismus auf präzise Weise, wie wir schon gezeigt haben.

Um ihren biologischen Zustand zu bestimmen, gaben die Frauen und Männer zu Beginn, nach 12 sowie nach 24 Monaten eine Blutprobe ab. Auf dem Erbgut der Probanden, das aus weißen Blutzellen isoliert worden war, bestimmten die Forscher wie üblich den Grad der sogenannten Methylierungen, weil diese chemischen Anhängsel auf der DNA vom Körper zur Regulation der Genaktivität genutzt werden. Da sich die Markierungen mit der verstrichenen Lebenszeit und dem praktizierten Lebensstil messbar verändern, fungieren sie als perfekte Zeitgeber für das biologische Alter eines Menschen. Als Messmethode nutzte das

Team um Daniel Belsky eine epigenetische Uhr namens »DunedinPACE« (*DNA-methylation Biomarker of Pace of Aging, Computed from the Epigenome*). Diesen Algorithmus hatten die Forscher in früheren Studien selbst entwickelt.

Tatsächlich zeigte dieser epigenetische Zell-Tacho, dass sich der fortschreitende Verlust der gesunden Körperfunktionen bei Fastenden messbar entschleunigt. Um 2 bis 3 Prozent habe sich das Tempo der Alterungsprozesse im Körper verringert, berichteten die Forscher Anfang 2023 im Fachjournal *Nature Aging*.[125]

Maximal 3 Prozent weniger Alterung, das klingt nicht gerade nach Jungbrunnen. Doch der Erfolg ist größer, als er auf den ersten Blick scheint. Ein Rückgang der Alterung in dieser Größenordnung »entspricht einer Verringerung des Sterberisikos von 10 bis 15 Prozent, vergleichbar dem Effekt eines Rauchstopps«, schreiben die Autoren um Daniel Belsky in ihrer Studie. Das hört sich definitiv besser an.

Doch lohnt es sich, für diesen Verjüngungseffekt zwei Jahre lang auf ein Viertel der gewohnten Portionen zu verzichten? Oder gar jahrzehntelang? Denn im Prinzip ist die Beschränkung der Energiezufuhr eine Lebensaufgabe. Die meisten Menschen würden diese Frage wohl verneinen. Zudem ist das chronische Kalorienknausern nicht in jedem Fall unproblematisch. Bei intensivem permanentem Diäthalten drohen auf Dauer Muskel- und Knochenmasse zu schwinden. Von der schlechten Laune ganz zu schweigen. Dann doch lieber die sanfte Alternative, und beim Intervallfasten mal das Frühstück oder das Abendessen ausfallen lassen …

DIE HOTSPOTS DER LANGLEBIGKEIT – OKINAWA UND KRETA

Grüntee schlürfen, Sojagerichte, grünes Gemüse und Fisch genießen, dabei die Portionen stets klein halten … und noch im höchsten Alter mit den Blutwerten eines Twens punkten. Der Lebensstil, der traditionell auf der südjapanischen Inselgruppe Okinawa gepflegt wird, wirkt wie ein Praxistest der epigenetischen Essregeln. Von 100 000 Einwohnern des Archipels haben 68 das hundertste Lebensjahr vollendet[126] – in Deutschland sind es gerade mal 28.[127] Zivilisationskrankheiten, die im Westen für volle Arztpraxen sorgen, wie etwa Bluthochdruck, Typ-2-Diabetes oder Alzheimer-Demenz, treten in Okinawa selten auf. Diese Fitness und ungewöhnlich lange Lebenserwartung hat auch das Interesse von Forschern geweckt. Sie machen eine Reihe von Faktoren verantwortlich: etwa das ganzjährig milde Klima, die moderate Bewegung bei Gartenarbeit oder Tanz, aber auch den gesellschaftlichen Zusammenhalt in den Dörfern. Allen voran gelten die Essgewohnheiten als Eintrittskarte in den Ü-100-Club. Und diese kulinarischen Gepflogenheiten entsprechen in vielen Dingen dem, was die Epigenetik über eine gesunde Küche lehrt.

So findet sich die epigenetische Erkenntnis, dass eine Verringerung der Kalorienaufnahme um etwa 25 Prozent die Lebensuhr langsamer ticken lässt, in Japan als traditionelle »*Hara-Hachi-Bu*«-Regel wieder. »Füll den Magen nur zu 80 Prozent«, so die Übersetzung des konfuzianischen Prinzips. Als Schlüssel zur Langlebigkeit ist solche Mäßigung definitiv erfolgversprechender als die westliche »All-you-can-eat«-Devise. Wertvoller Nebeneffekt: Wer sich keine XXL-Portionen auf den Teller lädt, die überdies meist hastig heruntergeschlungen werden, erhöht Genuss und

Freude an den Mahlzeiten, weil er mehr Raum für das Sinneserlebnis gewinnt.

Typische Lebensmittel der Küche Okinawas sind Kürbis, Kohl, Bittergurke, Bohnen, grüne Papaya, Handama-Spinat, Mohrrüben, Tofu, lila Süßkartoffeln, Meeresalgen sowie bescheidene Mengen an magererem Fleisch, Fisch und Meeresfrüchten. Traditionell werden die Gerichte nur mit wenig Öl, Salz oder Zucker zubereitet.[128] Diese Kost liefert eine Fülle an Isoflavonen, Sulforaphan, Katechinen, B-Vitaminen und anderen Inhaltsstoffen, die an wichtigen epigenetischen Schalterchen drehen.

Wer Asia-Food weniger schätzt, findet natürlich auch bei der klassischen Küche von Sardinien oder Kreta reichhaltige Inspiration. Beide Regionen zählen wie Okinawa zu den sogenannten Blue Zones. So nennen sich Gegenden, in denen besonders viele Hundertjährige leben. Hülsenfrüchte – das epigenetische Superfood – genießt man auf den Mittelmeerinseln nicht in Form von Soja, sondern als Kichererbsen, Linsen und dicke Bohnen. Das üppig verwendete Olivenöl liefert Polyphenole, welche die Aktivität von Genen verringern, die mit Entzündungen und oxidativem Stress in Verbindung stehen. Das abendliche Gläschen Rotwein steuert Resveratrol bei, ein weiteres Mitglied aus der Gruppe der Polyphenole, das sich epigenetisch nützlich macht. Gleiches gilt für Allicin, den Hauptwirkstoff im Knoblauch, für den hemmende Effekte auf Histondeacetylasen beschrieben sind.[129]

Der hohe Anteil an Hülsenfrüchten, Gemüse, Obst, Salat und Reis, der die Mittelmeerkost ebenso auszeichnet wie die asiatische Küche, stärkt das Epigenom aber noch auf eine weitere, bisher nicht vorgestellte Weise: Die Ballaststoffe aus den pflanzlichen Lebensmitteln füttern das Darmmikrobiom, das sich dafür bedankt, indem es aus der Faserkost durch Fermentation kurzkettige Fettsäuren herstellt. Diese Metaboliten mit Bezeichnungen wie »Acetat«, »Butyrat« oder »Propionat« wirken wiederum unterschiedlich auf Histon-Acetylierung und -Methylierung ein.[130]

Der Vollständigkeit halber sei angemerkt: Asia-Kost oder Mittelmeerdiät sind natürlich nicht allein deshalb gesund, weil sie epigenetisch wirksame Bestandteile enthalten. Ein halbvegetarischer, fischreicher Ernährungsstil liefert üppig Baustoffe, Energielieferanten und Stoffwechselfaktoren für das körperliche und seelische Wohlbefinden. Dazu zählen Vitamine, Mineralstoffe, ungesättigte Fettsäuren, pflanzliches Eiweiß und Kohlenhydrate mit niedrigem glykämischen Index sowie Präbiotika und Probiotika.

Wer einen nahrungsbasierten Gesundheitsansatz verfolgt, kann es deshalb getrost seinem Körper überlassen, die Nährstoffe zur Balancierung der DNA-Methylierung sowie zur epigenetischen Verjüngung einzusetzen. Und das Beste an der Sache: Dieses Anti-Aging mit Messer und Gabel funktioniert selbst bei langjährigen Grünzeugmuffeln. Weil die Steuerungsmechanismen in den Genen dynamisch sind, lässt sich ein beträchtlicher Teil der früheren Esssünden mit einer konsequenten Ernährungsumstellung auswetzen.

Zucker – Süße Verführung mit Nachwirkung

Jeder Koch weiß das: Was von einem Dinner oft den nachhaltigsten Eindruck hinterlässt, ist das Dessert. Eine besonders raffinierte oder üppige Süßspeise bleibt im Gedächtnis. Die Gene sehen das offenbar ähnlich. Bis zu zwei Wochen lang erinnern sich bestimmte Erbfaktoren an den Genuss einer größeren Menge Zucker.

Nachgewiesen wurde dieser erstaunliche Effekt in Herzmuskelzellen.[131] Gene, die den Menschen normalerweise vor Herzkrankheiten und Diabetes schützen, sind nach dem Konsum von Süßem tagelang epigenetisch herunterreguliert. Der Effekt verstärkt sich noch, wenn man ständig zu Schokolade, Eis oder Kuchen greift.[132]

Leider ist genau das häufig der Fall. Pro Kopf und Jahr verbraucht jeder Bundesbürger 34,8 Kilogramm Zucker, beinahe 100 Gramm pro Tag.[133] Die Hälfte wäre genug, sagen Experten.[134] Denn allzu reichlich genossen, bereitet das Kohlenhydrat der Gesundheit Probleme – längst nicht nur im Hinblick auf die Epigenetik. Wird die süße Energie nicht in körperliche Aktivität umgesetzt, verwahrt der Körper den Zucker für saure Zeiten. Zuerst werden die Glykogendepots in Muskeln und Leber aufgefüllt, danach wird die überschüssige Glukose in Fettsäure umgewandelt und gespeichert. Zugleich blockiert der hohe Spiegel des Masthormons Insulin die Fettverbrennung. Greift man nun weiterhin zu Gummibärchen, Kuchen oder gezuckerten Milchprodukten, lagert der Körper immer mehr Fett ein. Und damit fängt der dicke Ärger erst an – langfristig drohen Typ-2-Diabetes, Fettleber, Bluthochdruck, Arteriosklerose und ein ganzer Sack weiterer Gesundheitsprobleme.

Es lohnt sich, den Zuckerverbrauch zu reduzieren. Am besten fängt man mit Softdrinks und Limonade an. Die sind meist mit Fruchtzucker gesüßt, was lediglich auf den ersten Blick gesünder klingt. Tatsächlich fluten die Getränke den Körper mit Energie, ohne ein Sättigungssignal auszulösen.

Auch aus epigenetischer Sicht ist zugesetzte Süße problematisch: Sie modifiziert Hunderte von Genen im Gehirn und schadet so dem Gedächtnis. Betroffen sind zwei Areale namens Hypothalamus und Hippocampus – Letzterer ist eine Schlüsselregion für das Lernen und Behalten von neuen Informationen. Besonders anfällig für die Transformation durch Fruchtzucker sind die beiden Gene Bgn und Fmod: Ist ihrer DNA-Base Cytosin eine biochemische Gruppe hinzugefügt oder weggenommen worden, setzt das eine Kaskade in Gang, die eine Vielzahl weiterer Gene beeinflusst.

Was das konkret für das Erinnerungsvermögen bedeutet, zeigten Wissenschaftler um den Bioinformatiker Qingying Meng von der University of California in Los Angeles am Beispiel von Ratten, denen zunächst beigebracht wurde, ein Labyrinth zielsicher zu durchlaufen. Nach dem erfolgreichen Training tranken die Tiere sechs Wochen lang entweder pures Wasser oder solches, das mit Fruktose versetzt war. Die Süßdosis, auf Menschen umgerechnet, entsprach einem Liter Limonade täglich. Als die Nager nach anderthalb Monaten erneut in den Irrgarten geschickt wurden, hatte der Fruchtzucker die Gehirnleistung deutlich reduziert: Die mit Zuckerwasser gepäppelten Tiere brauchten doppelt so lange für das Labyrinth wie ihre Artgenossen, die ungesüßte Flüssigkeit erhalten hatten.[135] Ein klarer Hinweis darauf, dass Fruchtzucker das Gedächtnis beeinträchtigt.

»Essen wirkt wie ein pharmazeutischer Bestandteil, der das Gehirn beeinflusst«, schließen die Forscher. Wer wenige zuckerhaltige Erfrischungsgetränke, Süßigkeiten und Nachspeisen konsumiere, könne nicht nur Übergewicht und Diabetes vorbeugen, sondern auch die Funktionsfähigkeit des Gehirns bewahren.

DER HOLLÄNDISCHE HUNGERWINTER UND DIE VERERBUNG VON ERWORBENEN KÖRPERMERKMALEN

Der Herbst des Jahres 1944. Der Zweite Weltkrieg neigt sich dem Ende zu, auch in den Niederlanden. Doch vor der glücklichen Befreiung warten noch einmal schlimme Monate, besonders in der dicht besiedelten Provinz Holland. Eine Eisenbahnblockade durch die deutschen Truppen verhindert, dass das Land mit Lebensmitteln und Brennstoffen versorgt wird. Weil Flüsse und Ijsselmeer zufrieren, können auch keine Güter mehr auf dem Wasserweg transportiert werden. Die Brotzuteilung fällt auf 800 Gramm pro Person und Monat.[136]

Die Menschen verheizen ihre Möbel, essen Tulpenzwiebeln und Suppe aus Kartoffelschalen. Etwa 20 000 Niederländer sterben; Millionen darben, bis der *Hongerwinter* schließlich mit der Befreiung am 5. Mai 1945 endet. Eine traumatische Erfahrung – und trotzdem kommen weiter Kinder zur Welt. Das Leben will neues Leben hervorbringen, unter allen Umständen. Und da Holland ein weit entwickeltes Gesundheitssystem besitzt, werden Schwangere und ihre Neugeborenen von den Ärzten regelmäßig gewogen, vermessen, und die Angaben werden fein säuberlich in Klinikberichten und Geburtsurkunden notiert …

Dieses Zusammentreffen aus einer Hungersnot mittelalterlichen Gepräges und moderner Datensammlung bietet Wissenschaftlern seitdem eine seltene Gelegenheit, besser zu verstehen, wie sich mütterliche Unterernährung auf die Entwicklung von Kindern auswirkt – nicht nur bei deren Geburt, sondern noch Jahre und Jahrzehnte später.

Die erste Erkenntnis war kaum eine Überraschung: Bei vielen Neugeborenen handelte es sich um sogenannte »Small-for-date«-Babys. Der Nachwuchs kam zwar am Geburtstermin zur Welt, wies aber ein deutliches Untergewicht auf. Doch blieben die Buben und Mädchen ihr ganzes Leben eher klein und schmächtig? Das Gegenteil traf ein: Kinder von Müttern, die im Hungerwinter schwanger waren, neigten zu Übergewicht und den Folgen wie etwa Diabetes und Herz-Kreislauf-Erkrankungen. Außerdem kämpften sie häufiger mit Depressionen oder Schizophrenie. Zudem stellte sich heraus, dass die Töchter der hungernden Mütter selbst wieder verhältnismäßig kleine Kinder zur Welt brachten, obwohl sie längst keine Not mehr litten.[137]

Den 1945 geborenen Holländern wurde ein epigenetisches Gedächtnis in die Wiege gelegt, das sie an ihren eigenen Nachwuchs weiterreichten. Die Information über die kargen Lebensbedingungen der Großmütter hatte sich bis zu den Enkelinnen fortgepflanzt.

Der Mechanismus, nach dem Fehlernährung bei Embryos zu einer Anfälligkeit etwa für Herzerkrankungen führt, hat als »Barker-Hypothese« Eingang in die medizinischen Lehrbücher gefunden. David James Purslove Barker (1938–2013) war ein britischer Arzt und Epidemiologe, der diese mittlerweile gesicherte Theorie in den 1980er-Jahren aufstellte.[138] Durch den andauernden Hunger der Mutter sind die ungeborenen Kinder bereits während der Schwangerschaft epigenetisch darauf geprägt worden, jede verfügbare Kalorie optimal für die eigene Energieversorgung zu nutzen. Sie wurden zu »guten Futterverwertern« programmiert. In ihrer von Nahrungsmangel geprägten Entwicklungszeit hatte ihnen dies wahrscheinlich das Überleben im Mutterleib ermöglicht.

Als sich dann nach Kriegsende die Läden rasch wieder mit Milch, Käse und Fleisch füllten und die Niederlande ihr Wirtschaftswunder erlebten, wurde diese fetale Programmierung zum Nachteil. Sie führte dazu, dass die guten Futterverwerter dank der wieder größeren Portionen besonders schnell an Gewicht zulegten. Anders hingegen entwickelten sich die Kinder der Frauen, die während der Belagerung von Leningrad im Zweiten Weltkrieg schwanger wurden. Der Wohlstand in der Sowjetunion blieb zu bescheiden, um die russischen »Small-for-date«-Babys mit Adipositas zu beschweren.

Epidemiologische Untersuchungen wie die Beobachtung der Hungerkinder, die als Erwachsene mit Übergewicht und Herzinfarkt kämpfen, beschreiben mögliche gesundheitliche Zusammenhänge. Sie können diese Effekte aber nicht beweisen. Schließlich sind Einflüsse und Störfaktoren denkbar, die die

Ursache-Wirkung-Beziehung verfälschen. Womöglich meinten es die holländischen Mütter später besonders gut mit ihren mangelgeborenen Töchtern und Söhnen und fütterten diese noch als Twens mit kalorienreichen *Poffertjes*? Oder die Mütter lernten nach der Hungererfahrung große Essensportionen besonders zu schätzen, und ihr Nachwuchs schaute sich diese Eigenschaft ab? Wir Menschen besitzen nicht bloß ein chemisches Vererbungssystem, sondern auch ein kulturelles. Diese Mitgift wird nicht per DNA-Faden weitergegeben, sondern per Lehren, Lernen und Imitation. Auf beiden Wegen gelangen Informationen von einer Generation zur nächsten.

Die Antwort können nur ergänzende Untersuchungen in der Grundlagenforschung liefern, um die kausalen Zusammenhänge zu begründen. Aus diesem Grund verwenden Wissenschaftler gern Mausmodelle, bei denen alle Tiere genetisch dieselbe Information enthalten.

Ein eindrucksvolles Beispiel, wie vorgeburtliche Bedingungen ihre Spuren lebenslang hinterlassen und sogar an die nächste Generation weitergereicht werden, stellen die Agouti-Mäuse dar. Diese Nager sind gelb, fett und neigen zu Diabetes und Krebs. Schuld trägt das sogenannte Agouti-Gen, weswegen sich die ungünstigen Eigenschaften auf die Nachkommen vererben. Agouti-Mäuse sind demnach die geborenen Opfer, buchstäblich. Es sei denn, man füttert die trächtigen Weibchen großzügig mit Methylgruppenlieferanten wie Folsäure, Vitamin B_{12}, Cholin und Betain – also den Vitalstoffen, die das Ausgangsmaterial für epigenetische Marker bilden.

Erhält eine schwangere Agouti-Maus diese Spezialkost, so finden sich in ihrem Wurf überwiegend Jungtiere mit dunklem Fell, die schlank und gesund bleiben.[139] Das krank machende Gen wurde stummgeschaltet, weil die Nährstoffe dafür gesorgt haben, dass in den DNA-Abschnitten vor dem Agouti-Gen Methylgruppen an das Cytosin angehängt werden.[140] Im Erbgut immer noch vorhanden, bleibt das Gen bei der Embryonalentwicklung unberücksichtigt. Dem 1947 geborenen US-Biologen Randy Jirtle gelang vor einigen Jahren diese Entdeckung, dass die Qualität der Nahrung in der Schwangerschaft den Aktivitätsgrad der Erbfaktoren steuert und entscheidende Weichen für die spätere Gesundheit stellt.

Es klingt logisch, dass Lebewesen im Mutterleib – aber auch nach der Geburt und in der frühen Kindheit – besonders sensibel auf Umwelteinflüsse reagieren. Schließlich reifen in diesen Phasen die Organe heran. Doch werden epigenetische Markierungen, die sich in den Zellen der Eltern angesammelt haben, tatsächlich an die Kinder vererbt? Werden erworbene Körpereigenschaften bis zu den Enkeln weitergereicht, wie es das holländische Beispiel nahelegt, wo die Töchter der hungernden Mütter selbst wieder verhältnismäßig kleine Kinder hervorbrachten?[141]

Diese Ansicht widerspricht eigentlich der Darwin'schen Evolutionsbiologie. Die klassische Genetik sieht keine Weitergabe von Umweltanpassungen vor: Wer sich gern in die Sonne legt und einen dunklen Teint pflegt, bringt noch keine braunen Babys zur Welt. Vielmehr wird das epigenetische Gedächtnis, das sich während des Lebens angehäuft hat, bei der Entwicklung von Spermien und Eizellen auf null zurückgesetzt. Der Großteil der DNA-Methylierungen und Histon-Modifikationen wird laut der Schweizer Neurowissenschaftlerin Isabelle Mansuy sogar zweimal gelöscht: in den Keimzellen sowie im Embryo.[142]

»Der Großteil« bedeutet allerdings auch: nicht alle. Schätzungsweise 10 bis 15 Prozent[143] der epigenetischen Marker schaffen den

Sprung in die nächste Generation oder sogar darüber hinaus. Die Effekte scheinen sich ab den Urenkeln auszuwaschen – anders als die evolutionären Anpassungen, die über Tausende von Generationen Bestand haben. Und noch weiß niemand so richtig, auf welchen molekularen Wegen die Weitergabe der epigenetischen Modifikationen passiert.[144] Doch sie erfolgt. Bei übergewichtigen Frauen neigen die Söhne zu Bluthochdruck, die Töchter hingegen zu vermehrten Fettsansammlungen.[145] Kinder von Vätern, die vor der Zeugung Cannabis geraucht haben, weisen als Neugeborene epigenetische Veränderungen auf, die sie anfälliger für Autismus oder ADHS machen.[146] Selbst die Frage, wann die Enkel in die Pubertät kommen, kann in manchen Fällen durch den Lebensstil der Großeltern beeinflusst sein.

Diese Erkenntnis verdanken Epidemiologen dem Dorf Överkalix in Nordschweden. Im Laufe seiner Geschichte hat das Provinznest wiederholt Hungerperioden erlebt, die in den Gemeindebüchern gut dokumentiert sind. Da das Dorf nicht nur klein, sondern auch abgelegen ist, gab es in den letzten zweihundert Jahren kaum Zu- oder Abwanderung. Das sind ideale Bedingungen für Genetiker, bestimmte Merkmale über Generationen hinweg zu beobachten und mit Umwelteinflüssen zu vergleichen. Und dabei zeigte sich deutlich: Ob die Bewohner in gewissen Lebensphasen gehungert hatten oder ob ihnen eine reiche Ernte zur Verfügung stand, ließ sich noch an den Enkeln nachweisen. Der Mensch ist, was er isst. Und manchmal auch, was seine Mutter und seine Großeltern gegessen haben.

DIABETES – WIESO UNS DER ZWEITE WELTKRIEG IN DEN GENEN STECKT

Wenn Krankheiten mit Metaphern aus dem Bereich der Naturkatastrophen bedacht werden, ist das selten ein gutes Zeichen. Lawine, Tsunami, Riesenwelle – mit diesen Begriffen beschreiben Experten den Umstand, dass die Zahl der Diabetiker seit Jahren steigt. Rund 8,7 Millionen Bundesbürger leben inzwischen mit Typ-2-Diabetes. Woche für Woche erweitert sich der Kreis der Betroffenen um eine Kleinstadt: 11 200 Menschen erfahren in diesem Zeitraum neu von der Diagnose.[147]

Bei der Volkskrankheit werden die Körperzellen schleichend unempfindlich gegen Insulin. Da dieses Hormon wie ein Türöffner dafür sorgt, dass Zuckermoleküle aus dem Blut in die Zellen gelangen, wird die Aufnahme von Glukose gestört, und es sammelt sich vermehrt Süßstoff im Blut an (Hyperglykämie). Die Blutzuckerwerte steigen deutlich über die Norm: nüchtern auf mehr als 126 Milligramm pro Deziliter, nach einer Mahlzeit auf mehr als 200 Milligramm pro Deziliter.[148]

Langfristig greift der Zucker Blutgefäße, Nerven und Nieren an. Bei Menschen mit Typ-2-Diabetes ist das Risiko für einen Herzinfarkt bis zum Sechsfachen erhöht, das Risiko für Schlaganfall bis zum Vierfachen.[149] Um diesen Komplikationen vorzubeugen, verschreiben Ärzte in der Regel Blutzuckersenker und versuchen, die Patienten zu einem gesunden Lebenswandel zu motivieren. Standardmedikament schlechthin ist der Wirkstoff Metformin, der die Zuckerproduktion der Leber senkt und die Insulinempfindlichkeit der Zellen erhöht.

Als Hauptschuldiger für die Stoffwechselstörung gilt neben der erblichen Veranlagung eine Kombination aus Überfluss und

Bequemlichkeit: zu viele ungesunde Kalorien, zu wenig Bewegung und darum zu viele Pfunde am Bauchnabel – allesamt Verhaltensweisen, die die Betroffenen eigentlich selber in der Hand haben, sollte man meinen, oder? Wenn Menschen einfach weniger Kuchen futtern und mehr joggen, müssten ihre Blutzuckerwerte doch rasch wieder in den grünen Bereich sinken?

Tatsächlich liegen die Dinge komplexer. Denn die Doppel-Epidemie aus Übergewicht und Typ-2-Diabetes geht neuen Erkenntnissen zufolge teilweise auf molekulare Veränderungen zurück, die sich in den kargen Jahren des 20. Jahrhunderts in das Epigenom der Deutschen eingeschlichen habe. »Wir stecken in letzten 50 bis 100 Jahren in einem Teufelskreis«, verkündete die Lübecker Humangenetikerin Henriette Kirchner beim Diabetes-Kongress 2021.[150] Durch Hungersnöte, etwa nach dem Zweiten Weltkrieg, und speziell durch zu wenig Protein in der Ernährung hätten sich in der damaligen Generation Schalter auf der DNA umgelegt, die den Stoffwechsel auf maximale Nahrungsverwertung programmierten – genau wie bei den Müttern des holländischen Hungerwinters.

Die Nachkommen, die nun wieder aus vollen Tellern schöpften, aber die subtilen Verschiebungen des Metabolismus vererbt bekommen haben, tappten entsprechend in die Wohlstandsfalle. »Das war die zweite Generation, die es schlecht getroffen hatte, die aber keiner Hungersnot mehr ausgesetzt war«, sagte Kirchner, die am Center of Brain, Behavior and Metabolism (CBBM) der Universität zu Lübeck die Gruppe »Epigenetik und Metabolismus« leitet. »Diese Generation hatte viel zu Essen und bewegte sich zu wenig, wodurch sich ihre Epigenetik noch einmal zum Schlechten veränderte, was wiederum an die nächste Generation weitergegeben wurde. So haben wir eine Kontinuierung der schlechten Epigenetik, die dazu beiträgt, dass wir Epidemien an Typ-2-Diabetes und Übergewicht haben, obwohl unsere Gene sich in den letzten 50 bis 100 Jahren nicht verändert haben«, so Kirchner.

Mehr als hundert solcher epigenetischen Modifikationen, die mit einer späteren Diabetes-Diagnose in Zusammenhang standen, haben deutsche Forscher vor einigen Jahren in den Blutzellen von Probanden gefunden.[151] Ein Großteil dieser Abweichungen in der DNA-Methylierung entdeckten die Wissenschaftler zudem auch in den Langerhans-Inseln von Menschen, die bereits mit Typ-2-Diabetes kämpften. Das sind Zellverbände in der Bauchspeicheldrüse, die das Hormon Insulin herstellen, welches dafür sorgt, dass die Glukose aus dem Blut in die Körperzellen gelangt.

Der Zweite Weltkrieg steckt uns also gewissermaßen in den Zellen. Und wie kriegt man ihn da wieder raus? Hier helfen tatsächlich die altbewährten Rezepte: Kalorien reduzieren, Muskeln aktivieren, Pfunde verlieren. Auf diesem Weg verbessert sich die Empfindlichkeit der Körperzellen für Insulin, und es wird mehr Zucker aus dem Blut in die Zellen aufgenommen – der Blutzuckerspiegel sinkt.

Manchen Typ-2-Diabetikern gelingt es sogar, ihre Erkrankung zu heilen.[152] Wertvolles Extraplus: Wer einen aktiven Lebensstil prägt, der die Ablesebereitschaft seiner Gene positiv beeinflusst, profitiert nicht nur selbst. Er steuert laut der Humangenetikerin Kirchner auch dem unvorteilhaften epigenetischen Profil entgegen, das man von seinen Eltern übernommen hat, und gibt ein besseres Erbe an die Nachfolgegeneration weiter.

Auf einen Blick

Die wichtigsten epigenetischen Ernährungsregeln

1. Bevorzugen Sie pflanzliche Kost

Der Griff zu natürlichen, wenig verarbeiteten und weitgehend pflanzlichen Lebensmitteln bremst den epigenetischen Alterungsprozess. Welche Diät man dabei konkret bevorzugt, spielt keine große Rolle. Die Hauptsache ist, Gemüse, Obst, Hülsenfrüchte, Vollkorn und Nüsse stehen auf dem Einkaufszettel obenauf. Eher selten verzehrt werden sollten rotes und verarbeitetes Fleisch. Fertigprodukte und Fastfood sind weitgehend tabu. Wer sich nach dieser simplen Maxime ernährt, also schlichtweg gesund, lässt seine biologische Uhr bereits langsamer ticken.
Das zeigen auch zwei im *American Journal of Clinical Nutrition* publizierte Studien aus dem Jahr 2022. In den Untersuchungen wurden verschiedene Ernährungsmuster (Healthy Eating Index, Alternative Eating Index, Alternative Mediterranean Diet, Dietary Approaches to Stop Hypertension [DASH]), die allesamt auf eine hohe Nahrungsqualität setzen, sich aber in den Details unterscheiden, auf ihre epigenetischen Effekte analysiert.[153] Das Ergebnis: Egal, welcher Diät die Teilnehmenden letztlich folgten, das gesunde Essen verlangsamte die Alterung ihrer Zellen.

2. Achten Sie auf Ihre Figur

Übergewicht hinterlässt Spuren an der DNA. Ein erhöhter Body-Mass-Index führt beim Menschen zu epigenetischen Korrekturen an 187 Stellen des Erbguts. »Signifikante Veränderungen fanden vor allem an Genen statt, die für den Fettstoffwechsel sowie für den Stofftransport zuständig sind. Aber auch Gene, die für Entzündungen verantwortlich sind, waren betroffen«, sagt der Molekularbiologe Harald Grallert vom Helmholtz Zentrum München, einer der Leiter der Studie, die diesen Zusammenhang entdeckten.[154] Als Gradmesser für ein gesundes Gewicht gilt besagter Body-Mass-Index (BMI), der sich aus dem Verhältnis von Körpergewicht zu Körpergröße ergibt. BMI-Rechner finden sich im Internet; wer einen Wert zwischen 18,5 und 24,9 erreicht, liegt als Erwachsener im Normalbereich.

3. Greifen Sie zu Bio-Lebensmitteln

Verzehren Sie Lebensmittel möglichst frisch, aus regionaler Herstellung und in Bio-Qualität.[155] Damit nehmen Sie weniger Pestizide, Bisphenol A (BPA) und andere Umweltschadstoffe auf, die zu unerwünschten epigenetischen Veränderungen führen können. Der Plastikzusatzstoff BPA etwa hemmt die Methylierung von DNA-Abschnitten.[156] Setzt man schwangere Agouti-Mäuse – ein klassisches Tiermodell für epigenetische Veränderungen – Bisphenol A aus, bringen die Mütter vermehrt Junge mit erhöhtem Erkrankungsrisiko zur Welt. Das mittlerweile verbotene Pflanzenschutzmittel DDT wirkt sogar über drei Generationen: Die Enkelinnen von Frauen, die in der Schwangerschaft dem Umweltgift ausgesetzt waren, neigen vermehrt zu Übergewicht. Außerdem kommen die Mädchen früher in die Pubertät als ihre Altersgenossinnen.[157]

4. Genießen Sie Alkohol in Maßen

Aus epigenetischer Sicht sollten sich vor allem Männer und Frauen mit Kinderwunsch beim Alkohol zurückhalten. Wenn künftige Väter Wein oder Bier trinken, beeinflusst das die DNA-Methylierung ihrer Spermien. Damit steigt das Risiko, dass der Nachwuchs psychische Störungen entwickelt. Mütterlicher Alkoholkonsum in der Schwangerschaft stört gleichfalls die Hirnentwicklung über chemische Abwandlungen am Erbgut.[158]

Dass bestimmte epigenetische Veränderungen die Neigung erhöhen, sich zu berauschen, konnten Forscher des King's College London bei jugendlichen Vieltrinkern zeigen. Ein Gen, das für einen wichtigen Rezeptor im Belohnungssystem des Gehirns codiert, wird bei den Betroffenen schlechter abgelesen. Dieser Umstand führt möglicherweise dazu, dass Alkohol das neuronale Netzwerk stärker aktiviert.[159]

5. Essen Sie bunte Lebensmittel

Gelbe Paprika, rote Äpfel, grüner Salat, lila Artischocken, orange leuchtende Kürbisse: Wer sich die bunte Natur in Form von Obst und Gemüse auf den Teller lädt, folgt einer goldenen Regel der Epigenetik. Er nimmt automatisch eine Fülle von Polyphenolen und weiteren sekundären Pflanzenstoffen zu sich, deren gesundheitsfördernde Effekte eng verknüpft sind mit ihrer Fähigkeit, das Epigenom zu verändern. Ernährungsexperten raten zu drei Portionen Gemüse und zwei Portionen Obst täglich: Das macht fünf Handvoll oder rund 650 Gramm pro Tag.

6. Reduzieren Sie Zucker

Wenn Sie einen Job haben, bei dem Sie den ganzen Tag sitzen, und in der Freizeit lieber die Füße hochlegen, sollten Sie Limo, Kuchen, Semmeln, Pizza, Weißbrot oder Nudeln eher selten genießen. Bei chronischem Bewegungsmangel lässt der ganze Treibstoff aus einfachen beziehungsweise raffinierten Kohlenhydraten

die Energietanks des Körpers rasch überlaufen. Die überschüssige Glukose wird dann mithilfe des Speicherhormons Insulin ins Fettgewebe umgeleitet.
Zudem aktiviert der hohe Insulinspiegel Gene, die Kohlenhydrate in der Leber sehr effektiv in Fett umwandeln – selbst bei ausgeglichener Energiebilanz.[160] Es droht eine nichtalkoholische Fettlebererkrankung (NAFLD). Und die gilt es definitiv zu vermeiden: Eine Fettleber in Verbindung mit Übergewicht ist die Eintrittskarte für den Club der Typ-2-Diabetiker.[161]

7. Pflegen Sie Ihre Darmbakterien

Das Darmmikrobiom ist unser Gesundheitsverbündeter hinter dem Bauchnabel. Die hundert Billionen Mikroorganismen aktivieren durch eine epigenetische Programmierung bestimmte Wächtergene, die die Erneuerung der Darmschleimhaut steuern – und damit eine wichtige Barriere, die Krankheitserreger davon abhält, ins Körperinnere einzudringen.[162] Wer seine Darmflora günstig beeinflussen will, setzt sich täglich fermentierte Produkte wie Joghurt, Buttermilch, Kefir oder Ayran auf den Speiseplan. Ihre Milchsäurebakterien fördern die gesunde Zusammensetzung der Darmflora. Ebenfalls wichtig: Gemüse, Obst, Vollkorn und Hülsenfrüchte dienen mit ihren Ballaststoffen vielen Bakterienarten als Nahrungsgrundlage.

8. Legen Sie Essenspausen ein

Unsere Gene sind nicht darauf geprägt, dass wir Tag und Nacht viele kleine Mahlzeiten zu uns nehmen. Sie brauchen den epigenetischen Switch, also das Umschalten in den Fastenmodus, bei dem die Körperzellen dank des Kalorienmangels ihre veralteten und geschädigten Bestandteile abbauen und anschließend recyceln: Die sogenannte Autophagie führt zu nachhaltigen Verjüngungseffekten auf Zellebene. Wie lange Menschen auf energiereiche Nahrung verzichten sollten, damit diese interne Müllabfuhr einsetzt, ist nicht ganz klar. Laut dem Berliner Internisten und Ernährungsmediziner Andreas Michalsen glauben die meisten Forscher, dass die Autophagie nach zwölf bis vierzehn Stunden einsetzt und nach zwei bis drei Tagen ihren Höhepunkt überschritten hat.[163] Regelmäßiges Intervallfasten nach der 16:8-Methode, bei der entweder Abendessen oder Frühstück gecancelt werden, bringt also bereits Erfolge. Vermutlich noch wirksamer: das klassische Heilfasten oder das alltagstaugliche Scheinfasten über fünf Tage hinweg.[164]

VIER

EPIGENETIK UND SPORT – MACHEN SIE IHREN GENEN BEINE

WER LÄNGER SITZT, IST FRÜHER TOT

Der Mensch ist evolutionär nicht für ein Leben auf dem Bürostuhl konstruiert. Die meiste Zeit liefen unsere Lebensmittel vor uns davon – und wir hinterher. Bis zu 15 Kilometer am Tag.[165] Prädikat: *Born to run*. Wer nicht in der Lage war, ein Wisent zu jagen, nach Muscheln zu tauchen oder nach Früchten zu klettern, den schickte die Evolution vom Spielfeld. Dieser Umstand hat die menschliche Biologie auf Bewegung programmiert – und auf einen energiesparenden Stoffwechsel.

Beispielsweise kann der Körper lediglich wenige hundert Gramm Traubenzucker als Glykogen in Muskeln und Leber speichern. Bereits nach einem Fastentag ist diese Energiequelle versiegt. Um den Glukosevorrat zu schützen, hat die Natur es so eingerichtet, dass nur aktive Muskeln dem Blutstrom Zucker entziehen können. In Zeiten von Rolltreppen und Sofas gerät dieses System allerdings zum Nachteil. Die lahmgelegten Skelettmuskeln sind kaum in der Lage, Glukose aus dem Blut zu fischen, sodass der Körper immer mehr Insulin produzieren muss, um den hohen Blutzuckerspiegel zu regulieren. Die Zellen werden zunehmend resistent gegen das Hormon, bis der Zuckerstoffwechsel vollends entgleist. Die Steinzeitgene bestrafen unser Lotterleben mit Typ-2-Diabetes.

Damit der Mensch gesund bleibt, müssen Muskeln, Skelett, Herz und Lunge gefordert werden. Die WHO empfiehlt Erwachsenen zwischen 18 und 64 Jahren ein Minimum von 150 bis 300 Minuten Aktivität pro Woche bei mittlerer Intensität oder mindestens 75 bis 150 Minuten Training pro Woche mit hoher Intensität.[166] (Moderate Intensität bedeutet: Sie können beim Sport reden, aber nicht singen.) 150 Minuten ergeben zweieinhalb Stunden. Verteilt über die Woche, wären das etwas mehr als 20 Minuten Aktivität pro Tag. Wer jeden zweiten Tag 45 Minuten Sport treibt oder jeden Tag eine halbe Stunde, der macht es richtig. Wer noch ein Schippchen drauflegt, macht es besser.

Ein idealer Fitmacher ist Kardiotraining wie etwa Radfahren, Schwimmen, Wandern, Joggen, Langlauf oder Inlineskaten. Die gleichmäßige Bewegung großer Muskelgruppen verbessert das Zusammenspiel aus Herz- und Lungenfunktion, Blutzirkulation und Muskulatur. Die Puste steigt, man fühlt sich fitter und leistungsfähiger.

Der Mensch lebt allerdings nicht vom Joggen allein. Mit steigendem Alter wächst die Bedeutung einer starken Muskulatur. Die Mobilmacher in Armen, Beinen und Rumpf bewahren die körperliche Leistungsfähigkeit, entlasten die Gelenke und beugen Rückenschmerzen vor. Nur ein stabiles Skelett besteht den täglichen Kampf gegen die Schwerkraft. Menschen ab 65 rät die WHO, dreimal die Woche Kraft, Gleichgewicht und Koordinationsvermögen zu ertüchtigen.

Auch Jüngere profitieren davon, Gewichte zu stemmen oder den eigenen Körper bei Kniebeugen oder Liegestützen als Trainingsgerät einzusetzen. Anderenfalls wandelt sich bereits ab dem dreißigsten Lebensjahr etwa 1 Prozent der Muskelmasse jährlich in Fettgewebe um. Wichtig dabei: Um schnellere Erfolge zu erzielen und Verletzungen zu vermeiden, sollten sich Anfänger die richtige Haltung und korrekte Ausführung der Bewegungen von einem Trainer zeigen lassen.

Wer die Kraftsparkassen gewissenhaft trainiert, erhält zusätzlich Rückenwind von seinen Genen. Aufgrund der Widerstandsübungen bilden die Muskelzellen ein epigenetisches Gedächtnis aus, das die Myofibrillen bei der folgenden Einheit animiert, ihr Wachstum zu verstärken. Die Muckis nehmen stärker und schneller zu, wenn sie schon früher einmal gut in Form waren.

Die Gene erinnern sich selbst dann noch an den letzten Schliff, wenn das Work-out Wochen zurückliegt und die Muskelmasse bereits wieder abgenommen hat.

Auf dieses Phänomen stießen 2018 Wissenschaftler der britischen Universität Keele, als sie Genaktivität und DNA-Anlagerungen bei jungen Sportlern wiederholt untersuchten: und zwar zunächst während eines mehrwöchigen intensiven Muskeltrainings, dann nach einer siebenwöchigen Pause und erneut während einer anschließenden weiteren Trainingsphase. In jeder dieser Phasen fertigten die Forscher Röntgenaufnahmen der Probanden an, kontrollierten ihre Muskelstärke und entnahmen Gewebeproben aus dem Muskel.

Dabei stellten die Zellforscher fest, dass das erste Work-out große Teile der Muskelzell-DNA von Methylgruppen befreite, also den chemischen Anlagerungen am Erbgutstrang, die die Genaktivität entscheidend beeinflussen. Folglich stieg die Aktivität von Erbfaktoren, die das Wachstum der Kraftpakete fördern. Diese epigenetische Modifizierung der Muskelzellen blieb auch in der beinah zweimonatigen Ruhephase bestehen, als der Muskel aufgrund der fehlenden Trainingsreize wie üblich an Masse und Kraft verlor.

Als die Probanden dann ihr Work-out wiederaufnahmen und erneut sieben Wochen lang Gewichte stemmten, erinnerte sich ihr Körper prompt an die vergangene Ertüchtigung. Dank der von den DNA-Anlagerungen befreiten Muskelzellen gewann die trainierte Beinmuskulatur 12 Prozent an Masse und 18 Prozent an Kraft hinzu – dieser Zuwachs übertraf den Erfolg der ersten Trainingsphase um das Doppelte. »Der Muskel hat ein epigenetisches Gedächtnis, durch das er sich an früheres Wachstum erinnert«, so der mittlerweile an die norwegische Sporthochschule gewechselte britische Zellbiologe Adam Sharples von der Universität Keele.[167]

UNSER KÖRPER VERGISST NICHT, WAS IHM GUTTUT – SEINE ZELLEN SPEICHERN WERTVOLLE ERFAHRUNG DIREKT AM ERBGUT AB

Verschiedene Studien werfen sogar die Frage auf, ob der epigenetische Memory-Effekt von Trainingsreizen auf die Skelettmuskulatur an die eigenen Nachkommen weitergeben wird.[168] Was wiederum beweist: Bewegung liegt uns in den Genen. Wer seine 650 Muskeln, 206 Knochen und 140 Gelenke aus der Arbeitslosigkeit holt, schafft die Voraussetzung dafür, dass der Organismus normal funktioniert. Regelmäßig in die Turnschuhe zu schlüpfen, hält die Arterien elastisch, die Faszien geschmeidig und das Skelett biegsam wie Bambus.

Blutzuckerspiegel und Cholesterinwerte normalisieren sich. Bei Menschen mit Bluthochdruck senkt regelmäßiger Sport den »atü« in den Adern genauso stark wie ein Arzneimittel.[169] Bewegung und Koordinationstraining schützen besser vor Knochenbrüchen als Osteoporose-Medikamente. Dank der körperlichen Belastung wird das Immunsystem mobilisiert. Selbst gegenüber Tumorzellen im Frühstadium vermögen sich die natürlichen Killerzellen der Körperabwehr besser zu behaupten: Freizeitsportler senken insbesondere ihr Risiko für Brust- und Darmkrebs, wie im Jahr 2018 die Metaanalyse eines Forscherteams der Universität von São Paulo ergab.[170]

Auch Gehirn und Nervensystem profitieren, wenn wir in die Pedale treten oder uns beim Fußball auspowern. Die grauen Zellen erhalten mehr Sauerstoff, und ein Plus an Botenstoffen wie Serotonin, Dopamin und Noradrenalin steigert die Neuroplastizität. Im Hippocampus, dem Tor zum Gedächtnis, bilden sich frische Nervenzellen: Das Gehirn erneuert sich sozusagen selbst, wie Gerd Kempermann vom Deutschen Zentrum für neurodegenerative Erkrankungen (DZNE) in Dresden vor einigen Jahren mit Kollegen herausfand. »Gehirne sind entstanden, um Bewegung zu ermöglichen«, so der Neurologe.[171] Verantwortlich für die *adulte Neurogenese,* wie das Fachwort lautet, sind epigenetische Mechanismen. Das fand Kempermann 2021 heraus, als er bei Mäusen eine Reihe von Genen untersuchte, die die Neubildung von Nervenzellen und zellulären Verbindungen im Hippocampus ankurbeln. Bei Tieren, die in Käfigen lebten, die wenig Reize und Gelegenheit für einen aktiven Lebensstil boten, reicherten sich im Alter mehr und mehr Methylgruppen an der DNA an. Diese chemischen Anhängsel legen fest, welche Gene eine Zelle benutzen kann und welche nicht. Entsprechend schränkte sich die Funktion der Gehirnzellen zunehmend ein.

Bei den Artgenossen, die ihren Spiel- und Bewegungsdrang ausleben konnten, änderte sich die Zahl der chemischen Markierungen an den Genen hingegen nur wenig. »Diese Tiere behielten epigenetisch gesehen einen jüngeren Hippocampus«, so Kempermann.[172]

Selbstverständlich ist die menschliche Reaktionsweise auf Reize komplexer ist als die von Nagetieren. Dennoch hält der Dresdner Neurowissenschaftler das Ergebnis für übertragbar. »Wir haben … gute Gründe anzunehmen, dass die epigenetischen Grundprinzipien beim Menschen die gleichen sind wie bei Mäusen.«

Dem Geist muss man Beine machen. Dann bleibt nicht bloß das Gehirn jung, es schwinden auch Missmut und Trauerattacken. Etliche Untersuchungen zeigen, dass Walken, Joggen oder Radfahren das Risiko senkt, an einer Depression zu erkranken.[173] Sogar bei Menschen, die bereits mit einer schweren depressiven Episode kämpfen, bringen bereits 30 Minuten auf dem Rad vorübergehend Licht ins Dunkel, fanden Forscher der Iowa State University 2022 heraus.[174] Bis zu 75 Minuten lang besserte sich die tiefe Niedergeschlagenheit der Probanden nach der kurzen Kardioeinheit: immerhin ein Fenster, das einen Blick auf bessere Zeiten ermöglicht.

SPORT IST DER JUNGBRUNNEN, AUS DEM JEDER SCHÖPFEN DARF – GESUNDE, KRANKE, DICKE UND DÜNNE

Diese Erkenntnis kann mittlerweile als Binse gelten, als Nachricht, die keine Schlagzeilen mehr macht. Insgesamt 26 Krankheiten, bei denen Bewegung die Beschwerden nachweislich bessert, führte die dänische Medizinerin Bente Pedersen von der Universität Kopenhagen vor einiger Zeit in einer Übersichtsarbeit auf.[175]

Weltweit berühmt wurde diese Forscherin, als sie im Jahr 2007 herausfand, dass aktive Skelettmuskeln eine Substanz namens Interleukin 6 produzieren. Interleukine kennt man in der Medizin schon lange. Die Botenstoffe helfen bei Entzündungsreaktionen und werden normalerweise von Abwehrzellen produziert. Das IL-6, das Pedersen im Blut von Sportlern fand, stammte aber nicht aus dem Immunsystem, sondern es wurde in den Muskelzellen hergestellt – ebenso wie Dutzende ähnlicher Stoffe, die seitdem aufgespürt wurden. »Myokine« – nach den griechischen Wörtern für »Muskel« *(myós)* und »Bewegung« *(kinēsis)* – nannte Pederson die Substanzen, die im Stoffwechsel vielfach segensreich wirken. Sie stärken beispielsweise das Immunsystem, fördern die Aufnahme von Zucker in den Muskeln oder regen das Wachstum von Blutgefäßen an.

Die Entdeckung der Myokine hilft, besser zu verstehen, *warum* und *wie* Bewegungsfreude die Gesundheit bewahrt. Denn die molekularen Mechanismen, die sportliche Menschen beispielsweise vor Stoffwechselstörungen und Herz-Kreislauf-Erkrankungen schützen, sind zum Teil immer noch unerforscht. Was passiert im tiefsten Inneren, in den dreißig Billionen Körperzellen, in denen die chemischen Reaktionen ablaufen, die den Körper am Leben halten? Welche Kommunikationswege hat die Natur eingerichtet, um Fitness zu belohnen – neben mechanischen Signalen wie etwa einem erhöhten Blutfluss oder systemischen Faktoren wie Hormonen und Myokinen?

Aktuelle Antworten auf diese Fragen liefert wiederum die Epigenetik, etwa in Form von Zwillingsstudien. Gerade eineiige Zwillinge sind ein begehrtes Studienobjekt: Sie besitzen nahezu identische Erbinformationen, die Genexpression unterscheidet sich allerdings aufgrund des unterschiedlichen Lebensstils. So zeigten sich in einer genomweiten Assoziationsstudie in den USA bei körperlich aktiven Zwillingen positive Veränderungen in DNA-Regionen, die mit dem metabolischen Syndrom assoziiert sind. Mit diesem Ausdruck bezeichnen Ärzte eine tückische Kombination aus Übergewicht, Bluthochdruck, hohen Blutfettwerten oder krankhaft erhöhtem Blutzuckerspiegel. Jede dieser Erkrankungen steigert bereits für sich genommen das Risiko für Arteriosklerose und damit für Schäden an Herz, Gehirn oder Niere.

Zusammengenommen gleicht dieses Quartett einer Dauerkarte für den Besuch beim Internisten. In Deutschland kämpfen etwa ein Drittel der Menschen mit dem Wohlstandssyndrom, Tendenz steigend.[176]

Schutz bietet das Naturheilmittel Bewegung – nicht zuletzt dank der Epigenetik, wie ein Team um den Epidemiologen Glen Duncan von der Washington State University 2022 im Fachjournal *Scientific Reports* schilderte: Zwillinge mit größerem Bewegungsdrang wiesen günstige Modifikationen in Methylierungsregionen von Genen auf, die mit Gewicht, Taillenumfang und Stoffwechselerkrankungen in Verbindung stehen. »Es ist bekannt, dass körperliche Betätigung die Anfälligkeit für Fettleibigkeit verringert. Aber jetzt sieht es so aus, als ob muskuläre Aktivität durch Epigenetik viele Zelltypen beeinflusst, von denen etliche an Stoffwechselkrankheiten beteiligt sind«, schlussfolgerten die Autoren in ihrer Pressemitteilung.[177]

Bestätigung findet diese Aussagen durch die Ergebnisse von Arbeitsgruppen an anderen Universitäten. In Kopenhagen etwa entdeckte die Biologin Birgitte Regenberg bedeutsame epigenetische Unterschiede zwischen sportlichen Senioren und ihren Geschlechtsgenossen, die lieber vor dem Fernseher abhängen. An mehr als 700 Stellen unterscheidet sich die DNA der Muskelzellen. Bei den Männern, die zeitlebens auf ihre Fitness achteten, sind beispielsweise Gene, die für den Schutz vor freien Radikalen nötig sind, weniger stark methyliert. Diese Codes werden folglich häufiger abgelesen, und der Körper kann diese aggressiven Stoffwechselprodukte, die die Zellalterung ankurbeln, leichter in Schach halten. Logischerweise zeigen sich auch Erbfaktoren, die die Energiegewinnung oder den Muskelaufbau steuern, bei sportlichen Menschen aktiver.

Die Schlussfolgerung aus dieser und vielen anderen Studien liegt auf der Hand: Menschen, die regelmäßig Sport treiben, verjüngen buchstäblich ihre Gene. Beim Biken, Inlinern oder Schwimmen wechselt der Körper epigenetisch in einen Betriebszustand, der den Organismus schlank und gesund hält. Lassen Sie sich diese Chance nicht entgehen und schlüpfen Sie noch heute in die Turnschuhe!

Auf einen Blick

Die wichtigsten epigenetischen Sportregeln

1. Turnen Sie regelmäßig

Übung macht den Meister: Das gilt auch in puncto Epigenetik. Zwar lassen sich bereits nach einem einzigen intensiven Workout Veränderungen der Genexpression messen. Einige Stunden später kehren die betreffenden Gene jedoch wieder in den Normalbetrieb zurück. Damit Sport stetige Spuren am Erbgut hinterlässt, ist es nötig, sich regelmäßig ohne lange Unterbrechungen zu trimmen. Nach etwa drei Monaten stellen sich messbare Erfolge ein.

2. Strengen Sie sich an

Sport ist gewollter Stress. Die Körpertemperatur steigt, es kommt zu Mikroverletzungen im Muskel, die Zellen produzieren mehr freie Radikale, und die Nebennierenrinde schüttet das Alarmhormon Cortisol aus. Und das soll gesund sein? Ja, weil es eine Überkompensation auslöst, eine Anpassungsreaktion, mit der sich der Körper vor künftigen Herausforderungen wappnet. Als Antwort etwa auf den Anstieg der Sauerstoffradikalen aktivieren sich in der Zelle Gene, die die Produktion von körpereigenen Antioxidanzien anregen. Außerdem werden Erbfaktoren angeregt wie etwa Sirt1, die die Autophagie ankurbeln: also das Recyclingprogramm, das die Zelle biologisch verjüngt. Entscheidend für diese sogenannten Hormesis-(Anregungs-)Effekte ist das richtige Maß an Reizintensität (gr. *hormé* [Antrieb, Drang, Eifer]). Faustregel: Die Belastung beim Sport stimmt, wenn sich die Leistung kontinuierlich steigert und man sich insgesamt fitter fühlt.

3. Laufen Sie mit anderen

Sport ist ein soziales Ereignis. Über Millionen Jahre lief der Mensch in Gruppen. Deshalb bringt das Training mit den Buddies Vorteile, die über die körperliche Aktivität hinausgehen. Das soziale Miteinander reduziert Stress und erhöht das Wohlbefinden. Und effizienter ist der Gruppensport obendrein, und zwar dank des »Köhler-Effekts« (so genannt nach dem Psychologen Wolfgang Köhler [1887–1967]): Der beschreibt das Phänomen, dass schwächere Mitglieder eines Teams sich mehr anstrengen, als sie es allein tun würden.

4. Nehmen Sie die Treppen

Nicht jeder liebt Sport. Manche Couchpotatoes sind kaum zu einem längeren Spaziergang zu bewegen. Ihnen hilft es, Alltagsbewegungen zu sammeln. Wer zu Fuß geht, statt mit dem Auto oder dem Fahrstuhl zu fahren, mal den Rasen mäht oder eine Runde tanzt, sammelt Punkte. Mit 150 Minuten wöchentlicher Alltagsaktivitäten wie Garten- und Hausarbeit lässt sich

das Risiko, »vorzeitig« zu sterben, um 10 Prozent senken.[178] Ein Schrittzähler zeigt, wie viel Sie sich bewegen, und spornt zu mehr an. (Das klappt auch mit dem Smartphone. Viele Geräte haben eine App installiert, die die Schritte trackt.)
Übrigens ist Bewegungsunlust keine Charakterschwäche, sondern auch eine Frage des Epigenoms, wie Tierstudien vermuten lassen. Epigenetische Mechanismen, die etwa durch die körperliche Aktivität der Mutter während der Schwangerschaft ausgelöst werden, spielen eine entscheidende Rolle für die individuelle Neigung der Nachkommen, ihre Muskeln in Gang zu setzen.[179] Aufs Menschenreich übertragen, heißt das: Werdende Mamas, die die Schwangerschaft eher passiv verbringen – etwa aufgrund einer komplizierten Gesundheit –, geben dem Kind im Mutterleib Impulse weiter, die den Nachwuchs später zu einem passiven Lebensstil neigen lassen werden.

5. Machen Sie Pausen

Regeneration gehört zum Sport. Wer sich jeden Tag auf dem Stepper auspowert oder intensiv an Kraftgeräten übt, muss damit rechnen, dass Erfolge auch schon mal ausbleiben – trotz epigenetischen Beistands. Nach einem anstrengenden Training braucht die Muskulatur 48 Stunden, um sich zu erholen. Bei einer leichten bis moderaten Belastung können 12 bis 24 Stunden Pause genügen, damit der Körper den Substanzabbau durch das Training ausgleicht und sich auf die dauerhafte Beanspruchung einstellt. Wer sich dennoch zwei Tage hintereinander trimmt, wechselt am besten die Art der Leibesübung: also beispielsweise montags aufs Spinningbike und dienstags an die Kraftgeräte.

FÜNF
DIE IMMUN-ABWEHR – SCHUTZ-TRUPPE FÜR DEN ORGANISMUS

WIE DIE EPIGENETIK DEM IMMUNSYSTEM AUF DIE SPRÜNGE HILFT

Für die Hundebesitzer, die frühmorgens an der Münchner Isar ihre Vierbeiner ausführen, ist es längst ein gewohnter Anblick. Während die Sonne noch müde durch die Bäume blinzelt, schälen sich am Flussufer kleine Grüppchen meist jüngerer Frauen und Männer aus den Kleidern. Mit Badehose und Mütze bekleidet, tapsen die Unerschrockenen über die Kieselsteine in den Fluss, wo sie bis zum Kinn in das kalte Gewässer eintauchen.

Dieses Ritual lässt sich zu jeder Jahreszeit beobachten, doch gerade im Herbst und Winter scheint die Zahl der Badenden noch einmal zu steigen. Zurück am Ufer, rubbeln sich die Rothäute trocken, schlüpfen rasch in die abgelegten Klamotten und steigen wieder auf ihre Räder.

Kälte ist das neue Vitamin C. In ganz Deutschland schwört eine wachsende Fangemeinde auf das frostige Vergnügen. Der Vital-Hack soll die Lebensgeister wecken, die braunen Fettzellen stimulieren – eine spezielle Form des Fettgewebes, das Pfunde abbauen kann und dessen Zellen durch die Oxidation von Fettsäuren Wärme produzieren können –, den Serotoninspiegel heben, vor allem aber das Immunsystem stärken.

Dieses Netzwerk aus Organen, Zelltypen und Botenstoffen ist der stärkste Verbündete, wenn es um einen gesunden Körper geht. Ohne seine weißen Blutkörperchen beispielsweise wäre jedes Salatblatt eine Gefahr, jede Türklinke eine Bedrohung, jede Zärtlichkeit mit dem Partner ein möglicher Todeskuss. Erst das Immunsystem macht uns fit für die Welt. Es schützt den Körper vor Bakterien, Viren, Parasiten und Pilzen, kämpft gegen Entzündungen, Keime und krank machende Zellen.

In der Coronapandemie zeigte das Superorgan die ganze Bandbreite seiner Möglichkeiten – aber auch seine Grenzen. Ein neues und aggressives Virus wie Sars-CoV-2, das erstmals auf den Menschen trifft, kann die Abwehr leicht aus der Balance bringen. Ohne den Kontakt mit dem Erreger fehlen die Antikörper, die den Keim gezielt bekämpfen. Doch in den meisten Fällen gelingt es dem Immunsystem erfolgreich, selbst unbekannte Erreger binnen weniger Tage in den Griff zu bekommen. Weil die spezifische Abwehr immer wieder dazulernt, kann unser körpereigener Bodyguard auch solche Bakterien oder Viren bekämpfen, die sich im Laufe der Zeit verändern.

All das ist letztlich nur deshalb möglich, weil das Immunsystem der Spätzünder unter den Körperbestandteilen ist. Die meisten Organe des Menschen sind bei der Geburt vollständig ausgebildet und müssen bloß noch wachsen – wie etwa Herz oder Lunge. Anders bei unserem Antivirenprogramm: Die Genetik prägt die Immunabwehr zwar grundsätzlich vor, doch wichtige Bestandteile des Netzwerks reifen erst unter dem Einfluss von Umwelt und Lebensstil – ähnlich wie ein Abiturient, der nach der Schule Asien bereist.

In der Biostunde hieß das: Es gibt eine angeborene und eine erworbene Abwehrreaktion. Beide arbeiten eng zusammen. Die angeborene, unspezifische Abwehr ist als Basisschutz fest im Erbgut verankert und 24/7 in Bereitschaft. Als äußere Barriere dienen Haut und Schleimhäute. An zweiter Front kämpfen Abwehrzellen aus der Gruppe der weißen Blutkörperchen. Sie rufen Entzündungsreaktionen hervor, wodurch das Gewebe besser durchblutet und durchlässiger wird. So haben es nachfolgende Fresszellen leichter, in großer Menge Fremdkörper zu vernichten. Killerzellen bilden die dritte Barriere. Sie sind darauf spezialisiert, virusinfizierte Körperzellen zu erkennen und aufzulösen. Forscher sagen, dass das Fußvolk der angeborenen Immunabwehr neun von zehn Infektionen in den Griff bekommt.[180]

Gelingt es dem Erreger trotzdem, sich weiter zu verbreiten, tritt die spezifische Immunabwehr auf den Plan. Sie wird erst einige Tage nach einer Infektion aktiv, kann aber gezielter auf Virenangriffe reagieren. Dafür bildet das erworbene Immunsystem Antikörper, die Keime außerhalb von Zellen bekämpfen, und Killerzellen wie T-Lymphozyten, die befallene Zellen zerstören. Außerdem produziert es Gedächtniszellen: Wird der Organismus ein zweites Mal mit dem gleichen Erreger konfrontiert, erkennt ihn das erworbene Immunsystem und kann schneller reagieren. Das ist auch der Grund, warum man Krankheiten wie Windpocken nur einmal im Leben bekommt und danach dagegen immun ist.

Dieses Grundprinzip der Immunologie fiel schon dem griechischen Geschichtsschreiber Thukydides (ca. 454–399 v. Chr.) auf. Während der attischen Seuche in Athen, an der er selbst erkrankt war, stellte er fest, dass Menschen, die die Seuche durchgemacht hatten, anschließend andere Opfer versorgen konnten, ohne erneut zu erkranken.

Im Lauf der Jahrhunderte machten Menschen wiederholt die Erfahrung, dass bestimmte Leiden, wenn sie überstanden waren, den Betreffenden beim nächsten Mal verschonten. Mitunter genügte es für diesen Schutzeffekt sogar, an einer milderen Variante zu erkranken: etwa im Fall der Kuhpocken, die vor einer Infektion mit den gefährlichen Menschenpocken schützten.

Den englischen Landarzt Edward Jenner (1749–1823) brachte dieses Phänomen 1796 auf die Idee, die frisch an Rinderpocken erkrankte Milchmagd Sarah Nelmes in seine Praxis einzubestellen. Dort entnahm er ihr Wundsekret aus einer frischen Pustel.

Die Krankheitserreger ritzte er dem achtjährigen James Phipps in den Oberarm, der prompt an Kuhpocken erkrankte. Sechs Wochen später injizierte er dem Knaben das oft tödliche Menschenpockenvirus auf dieselbe Weise. Ein gewagtes Experiment mit glücklichem Ausgang: Der Junge blieb gesund, und Jenner gilt seitdem als der Mann, der die Schutzimpfung erfand, ebenso wie den Begriff »Vakzine« für »Impfstoffe« (lat. *vacca* [Kuh]).

Um zu verstehen, wieso Jenners Wagnis funktionierte, musste allerdings erst das Zeitalter der Bakteriologie anbrechen. Ende des 19. Jahrhunderts wurde deutlich, dass »Bakterien« genannte Kleinstlebewesen Infektionskrankheiten auslösen können. Der französische Chemiker, Physiker, Biochemiker und Mitbegründer der medizinischen Mikrobiologie Louis Pasteur (1822–1895) formulierte 1864 die Keimtheorie, der deutsche Mediziner, Mikrobiologe und Hygieniker Robert Koch (1843–1910) entdeckte die Erregerbazillen von Milzbrand und Tuberkulose. Viren begann man erst im 20. Jahrhundert allmählich zu begreifen.

KÖNNEN ELTERN IHRE WIDERSTANDSKRAFT VERERBEN?

Noch immer gibt das Immunsystem Rätsel auf. Im 21. Jahrhundert lautet eine der spannendsten Fragen: Lassen sich Immunisierungseffekte auf ähnliche Weise vererben, wie es offenbar bei Traumata der Fall ist? Können Eltern die Widerstandskraft, die sie nach einer heftigen Infektion entwickelt haben, über das Erbgut an die Kinder weitergeben?

Bei Pflanzen und wirbellosen Tieren ist diese epigenetische Übertragung von Infektionsresistenzen auf die nächste Generation bekannt. Jüngst zeigte sich, dass dieser Trainingseffekt auch bei Säugetieren funktioniert. Infiziert man männliche Nager mit den weit verbreiteten Candida-albicans-Erregern und verpaart man die Tiere nach überstandener Pilzinfektion mit gesunden Weibchen, kommen die Nachkommen mit einem besonders gut funktionierenden Immunsystem auf die Welt.

Das berichtete ein internationales Forschungsteam um den Immunologen Mihai Netea vom holländischen Radboud-Zentrum für Infektionskrankheiten 2021 in *Nature Immunology*, einem renommierten Fachblatt. »Die Abkömmlinge der männlichen Mäuse, die zuvor Candida ausgesetzt waren, waren deutlich besser vor einer nachfolgenden E.-coli-Infektion geschützt als die Nachkommen der nichtinfizierten männlichen Mäuse«, resümiert Netea.[181] Der Schutzeffekt blieb sogar noch in der nächsten Generation erhalten.

Die Forscher interessierten sich auch dafür, wie die Information über die ausgestandene Erkrankung an die nächste Generation weiterfloss: nämlich über den klassischen Weg der Demethylierung. Versperren Methylgruppen den Zugang zu bestimmten DNA-Regionen, kann das Gen nicht richtig abgelesen werden. Bei den Nachkommen der mit Candida infizierten männlichen Mäuse reduzierten sich diese Blockaden beispielsweise in Genregionen, die wichtig für die Heranreifung von Monozyten sind – weißen Blutkörperchen, die die Vorstufen der Fresszellen bilden.

Ob die an Mäusen gewonnenen Erkenntnisse ebenfalls auf Menschen übertragbar sind, ist noch unklar. »Wir gehen aber davon aus«, so Mihai Neteas Co-Autor, der Zellbiologe Andreas Schlitzer von der Universität Bonn. »Die beteiligten Mechanismen und Zellen des Immunsystems sind bei Mäusen und Menschen sehr ähnlich.«[182]

Es ist also gut möglich, dass Menschen, die nach dem Kontakt mit dem Coronavirus eine Immunität aufgebaut haben, ihren Nachkommen eine gewissen Resilienz in die Wiege legen. In diesem Sinn integriert das Immunsystem nicht nur alle Krankheitserreger, die es erlebt hat – es gibt diese Information auch weiter.

Sicher ist: Genesene zeigen nach einer akuten Infektion mit Sars-CoV-2 typische Veränderungen am Epigenom von weißen Blutkörperchen und anderen Immunzellen des Blutes.[183] Auch Long-Covid-Patienten weisen an ihren mononukleären Blutzellen erkennbare epigenetische Unterschiede auf im Vergleich zu Patienten, die nie infiziert waren oder die ihre Ansteckung überstanden haben. Bei einer computergestützten Analyse von mehr als 850 000 Anlagerungsorten an der DNA durch Forscher der schwedischen Universität Linköping trugen die Post-Covid-Betroffenen 197 zusätzliche Methylgruppen, verglichen mit den genesenen Kontrollpersonen.[184]

»Viele dieser Veränderungen ließen sich dabei spezifischen Genen und Signalwegen zuordnen, die für Covid und Post-Covid eine Rolle spielen«, schreibt Nadja Podbregar, Chefredakteurin des Online-Wissenschaftsmagazins *Scinexx*.[185] »Zu den betroffenen Erbgutregionen gehören beispielsweise Gene, die für Signalwege des Riechens und Schmeckens wichtig sind, aber auch solche, die Produktion und Form des Angiotensin-2-Rezeptors (ACE2) kontrollieren – der Hauptandockstelle für das Coronavirus Sars-CoV-2.«

Die schwedischen Forscher, die ihre Studie Ende 2022 im Fachblatt *Clinical Epigenetics* veröffentlichten, stießen noch auf weitere epigenetische Auffälligkeiten.[186] So waren bei den Patienten, die noch Wochen nach der Corona-Erkrankung mit Symptomen wie Schlappheit und Konzentrationsschwierigkeiten kämpften, nach wie vor DNA-Anhänge an Genen blockiert, die wichtige Enzyme der Mitochondrien regulieren: also der Kraftwerke der Zelle, die für die Bereitstellung der Energie zuständig sind. Die epigenetischen Veränderungen könnten demnach erklären, warum viele Post-Covid-Patienten mit anhaltender Erschöpfung zu kämpfen haben.

COVID UND LONG COVID: RÄTSEL LÖSEN DURCH EPIGENETIK

Für eine Million Bundesbürger, die mit den Spätfolgen einer Sars-CoV-2-Infektion zu tun haben, sind das spannende Nachrichten. Denn wegen der oft unspezifischen Symptome gestaltet sich ihre Diagnose langwierig. Manche Betroffene fühlen sich zu eingebildeten Kranken abgestempelt. Mit den epigenetischen Veränderungen steht nun künftig ein potenzieller Biomarker zur Verfügung, also ein unbestechliches biologisches Merkmal, das einen krankhaften Prozess im Körper verrät und Patienten zu einer schnelleren Diagnose verhilft.

Auch ein weiteres Covid-Rätsel scheint sich mithilfe von Genetik und Epigenetik zu lösen, nämlich die Frage, warum manche Menschen schwer erkranken, nachdem sie sich mit dem Sars-CoV-2-Virus infiziert haben, während andere mit leichtem Husten davonkommen.

Schuld sind (neben Besonderheiten wie hohem Alter und Diabetes) unsere Neandertaler-Gene. Als sich der moderne Mensch vor etwa 60 000 Jahren mit seinen nächsten Verwandten paarte, durchmischten sich die Erbanlagen der beiden Populationen. Der größte Teil der Neandertaler-Gene hat sich im Lauf der Evolution wieder dünne gemacht. Doch 2 Prozent des Genoms der Europäer gehen noch immer auf die artübergreifenden Seitensprünge zurück – und das hat für unser Immunsystem gleichermaßen gute wie schlechte Seiten.

Die schlechten Seiten befinden sich im menschlichen Genom auf Chromosom 3. Hier liegt eine Genvariante, die das Risiko, nach einer Corona-Infektion künstlich beatmet werden zu müssen, bis zum Dreifachen erhöht.[187] Glücklich darf sich hingegen schätzen, wer eine bestimmte Mutation auf Chromosom 12 besitzt, die gleichfalls vom Neandertaler stammt. Diese Variante reduziert die Wahrscheinlichkeit für einen schweren Erkrankungsverlauf um etwa 20 Prozent.

Jeder zweite Mensch außerhalb Afrikas trägt diese Besonderheit in seinen Zellen. Die Gene in dieser Region regulieren die Aktivität eines Enzyms, das die Genome von Viren abbaut, und die Urmenschen-Variante des Enzyms scheint diese Aufgabe besser zu erledigen.

»Das Immunsystem der Neandertaler beeinflusst uns offensichtlich noch heute – sowohl positiv als auch negativ«, resümiert der Paläogenetiker und Nobelpreisträger Svante Pääbo vom Max-Planck-Institut für evolutionäre Anthropologie in Leipzig, der an der Entdeckung dieses Phänomens beteiligt war.[188]

Auf einen Blick

So halten Sie Ihr Immunsystem fit

1. Nutzen Sie Impfungen

Impfungen sind Weiterbildungsmaßnahmen für das Immunsystem. Nach dem Kontakt mit den abgetöteten oder abgeschwächten Krankheitserregern bildet der Organismus Antikörper und Gedächtniszellen, die später sofort zur Stelle stehen, wenn es zu einer Begegnung mit dem echten Krankheitserreger kommt. Der Körper kann die Erkrankung dann schnell abwehren – er ist immun.

Wichtig zu wissen: Im Alter bieten Impfungen in der Regel keine volle Sicherheit mehr. Kinder und junge Erwachsene erreichen einen Impfschutz von bis zu 90 Prozent, Seniorinnen und Senioren aber nur 30 bis 50 Prozent. Dennoch ist die Immunisierung sinnvoll!

2. Schlafen Sie sich aus

Im Schlaf ist die Abwehr hellwach. Das Immunsystem füllt Reserven auf und produziert neue Botenstoffe. Diese nächtliche Regenerationsphase gilt es zu nutzen. Beispielsweise büßen die T-Zellen, die auf der Suche nach Erregern ständig durchs Blut kreisen, schon nach drei Stunden Schlafdefizit einen Teil ihrer Fähigkeit ein, sich an infizierte Zellen zu heften und diese zu beseitigen. Das fand ein Forscherteam der Universitäten Tübingen und Lübeck 2019 heraus.[189] Die optimale Schlummerdauer ist individuell verschieden. Die meisten Erwachsenen benötigen mindestens sieben

Stunden. Wer unter dem Limit bleibt, verdreifacht jedenfalls sein Erkältungsrisiko, stellte eine Untersuchung der US-Universität Pittsburgh schon vor Jahren fest.[190]

3. Waschen Sie sich die Hände

Streng genommen sind Wasser und Seife keine Bestandteile des menschlichen Immunsystems. Doch es gibt nun mal kaum einen besseren Anti-Keim-Schutz als Handhygiene. Bis zu 80 Prozent aller ansteckenden Krankheiten werden laut WHO über die Hände übertragen, etwa per Türklinken, Aufzugknöpfe, Einkaufswagen, Tankstutzen, Bus-Haltegriffen oder Tastaturen von Geldautomaten. Einmal an den Fingern, landen Bakterien und Viren auf den Schleimhäuten von Mund oder Augen, sobald man sich ins Gesicht fasst.

Um die Erreger loszuwerden, sollte man die Hände mindestens 30 Sekunden gründlich mit Seife einschäumen, sorgfältig abspülen und trocknen. Wer diese Prozedur richtig ausführt, senkt das Risiko für Infektionen der Atemwege um fast 25 Prozent, so eine Pressemitteilung des Verbands Deutscher Betriebs- und Werksärzte von 2019.[191]

4. Nutzen Sie Heiß-kalt-Wechsel

Für eine funktionierende Körperabwehr müssen die Immunpolizisten möglichst schnell vor Ort in die Nasen- und Rachenschleimhäute gelangen, wo die Viren gerade dabei sind, sich fleißig zu vermehren. Dazu ist es notwendig, die Durchblutung anzukurbeln, etwa mit morgendlichen Heiß-kalt-Duschen (*wichtig:* warm beginnen, kalt enden). Erwiesenermaßen steigert das Brauseritual nicht nur die Anzahl der T-Lymphozyten und der natürlichen Killerzellen, sondern auch deren Aktivität. In einer

Studie von 2016 schlug sich dieser immunaktivierende Effekt in einem Drittel weniger Erkältungstagen nieder.[192] Wer morgens doch lieber warm duscht – auch regelmäßige Saunagänge bessern Studien zufolge die Krankheitsabwehr.[193]

5. Heizen Sie den Füßen ein

Im Hals kratzt es bereits? Die Nase kribbelt verdächtig? Höchste Zeit, dem Immunsystem in letzter Minute auf die Sprünge zu helfen: per ansteigendes Fußbad. Der heiße Zehen-Spa durchwärmt den Organismus und kurbelt reflexhaft die Durchblutung der Atemwege an. Auf diese Weise gelangen mehr Immunzellen in die Schleimhäute von Nase und Nasen-Rachen-Raum, die die Virenvermehrung stoppen.

Für das Fußbad warmes Wasser von etwa 35 °C in eine Wanne geben und die Beine bis über die Waden eintauchen. Dann nach und nach heißeres Wasser zulaufen lassen, bis die Temperatur gerade noch erträglich ist. Nach maximal 20 Minuten Füße kalt abbrausen, gut abtrocknen und die Beine für weitere 20 Minuten unter die Bettdecke stecken.

SECHS
DIE HEILKRAFT DES SCHLAFS – GUTE NACHT FÜR IHRE GENE

SO BESTIMMEN DIE GENE DAS WICHTIGSTE DRITTEL UNSERES LEBENS

Unter geschlossenen Lidern zucken die Augen hin und her. Im Hypothalamus feuert eine kleine Gruppe Neuronen wie wild. Das Herz schlägt schneller, der Blutdruck steigt. Durch Penis und Klitoris pulsiert das Blut. Derweil bleiben Arme und Beine wie gelähmt. Das Bewusstsein ist entkoppelt von den Sinnen. Etwa eine Viertelstunde geht das so. Dann taucht das Gehirn für längere Zeit in ruhigere Gewässer hinab. Und von dort wieder hoch. Und wieder hinunter …

Wir schlafen.

Ein Drittel seines Lebens verbringt der Mensch im Schlummer. Die Reise durch die Dunkelheit folgt einem festen Fahrplan: Einschlafen, Leichtschlaf, Tiefschlaf und traumreiche REM-Phase mit schnellen Augenbewegungen (*rapid eye movements*) und hoher Gehirnaktivität. Alle 90 bis 110 Minuten wiederholt sich dieser Zyklus im Normalfall. Vier bis sechs solcher Kreisläufe reihen sich pro Nacht aneinander.

Als wichtigste Phase gilt der Tiefschlaf. Er ist gekennzeichnet durch langsame Delta-Wellen im EEG und wird deshalb auch als »Slow Wave Sleep« (SWS) oder »Delta-Schlaf« bezeichnet. Mit dem Eintritt in den SWS starten die Erholungsprozesse ihre festen Routinen. Vor allem während der ersten beiden Tiefschlafphasen schüttet die Hirnanhangsdrüse das Wachstumshormon HGH aus. Das kennen wir bereits. In der ausführlich besprochenen TRIIM-Studie war es der wesentliche Wirkstoff (siehe Seite 42).[194] Es regt die Reparatur von Organen, Muskeln und Gewebe an. Im Gehirn weiten sich die Zellzwischenräume. So kann das Nervenwasser zwischen Neuronen und Gliazellen hindurchströmen und wie ein Reinigungsmittel Proteinablagerungen davonspülen, die mit der Alzheimer-Erkrankung in Verbindung stehen. Ohne diese Müllabfuhr sammeln sich toxische Stoffe im Gehirn an. Studien zeigen, dass sich die Auslöser von Alzheimer, die sogenannten Beta-Amyloid-Proteine, bei Schlafstörungen im Gehirn häufen.[195]

Schlau im Schlaf: Auch für die Gedächtnisbildung ist der Slow Wave Sleep entscheidend. Der Tiefschlaf festigt tagsüber Gelerntes. Der Name der neuen Arbeitskollegin, die Französischvokabeln von der Sprach-App, der Parkplatz für das Auto nach Feierabend – all das landet erst mal im Hippocampus, dem Tor zum Gedächtnis. Von diesem Zwischenspeicher wandern die Informationen nachts ins Langzeitgedächtnis in der Großhirnrinde und werden zu dauerhaften Erinnerungen. Bereits ein Nickerchen am Tag führt dazu, dass zuvor angeeignetes Wissen und auch motorische Fähigkeiten besser beherrscht werden als ohne Schlaf.

Schlaf ist die tägliche Erholungskur für Körper und Geist. Wer nicht schläft, sündigt. Wer hingegen diesen kostenlosen Wellnessurlaub nutzt, wacht gesünder und klüger auf. Und genießt sogar mehr Zeit, bis er sich zur ewigen Ruhe bettet. Bei Frauen und Männern, die gewöhnlich eine gute Schlafqualität erzielen, steigt die Lebenserwartung um 2,4 beziehungsweise 4,7 Jahre, verglichen mit Menschen, die regelmäßig die Nacht zum Tag machen. Das fanden Harvard-Forscher kürzlich heraus, nachdem sie die Gesundheitsdaten von 172 000 Teilnehmern der National Health Interview Survey in den Vereinigten Staaten analysiert hatten.[196] Für den Unterschied zwischen den Geschlechtern lieferten die Ärzte zwar keine Erklärung. Was einen Better-Aging-Schlaf ausmacht, das verrieten sie hingegen schon: Die ideale Schlafdauer liegt bei sieben bis acht Stunden pro Nacht, wobei Einschlafschwierigkeiten nicht mehr als zweimal pro Woche auftreten und Schlafstörungen höchstens zweimal pro Woche. Die langlebigen Schläfer berichteten außerdem, dass sie sich an mindestens fünf Tagen in der Woche nach dem Aufwachen gut ausgeruht fühlten.

Der Verjüngungseffekt der nächtlichen Off-Phase zeigt sich auch in den epigenetischen Lebensuhren: also in den von dem Biomathematiker Steve Horvath entdeckten Schaltern im Erbgut, die das Tempo der Alterung von Menschen mit erstaunlicher Präzision messen. In der bereits erwähnten Pilotstudie[197] von Kara Fitzgerald vom Institute for Functional Medicine in Federal Way im US-Bundesstaat Washington, in der die Probanden mindestens sieben Stunden pro Nacht schlummerten (darüber hinaus aber auch ihre Ernährung umstellten, Sport trieben und regelmäßig Entspannungsübungen praktizierten), drehte sich die epigenetische Altersuhr der Teilnehmer binnen acht Wochen um 1,96 Jahre zurück.

Auch der spleenige US-Millionär Bryan Johnson, der sich die konsequente epigenetische Verjüngung zum Ziel gesetzt hat (siehe Horvath's Clock im zweiten Kapitel), nutzt die Heilkraft des Schlummerns. Zu seinen Schlafroutinen gehört, sich ausnahmslos jeden Abend zu festgelegter Stunde niederzulegen und allein in einem völlig abgedunkelten Raum zu nächtigen. Um sich auf die Nachtruhe einzustimmen, trägt er vor dem Zubettgehen eine spezielle Brille, die blaues Licht blockiert.[198] Dieses HEV-Licht (*high energy visible light*), das vom Auge eher als weiß wahrgenommen wird, bildet etwa ein Drittel des Tageslichts. Es stellt unsere innere Uhr auf Aktivität. Fällt nach dem Sonnenuntergang kein Blaulicht mehr auf die Netzhaut, erhält der Körper das Signal, Melatonin auszuschütten. Dieses Hormon reguliert den Schlaf-wach-Rhythmus und lässt uns abends müde ins Bett fallen. Weil die kühlen Lichtanteile auch von Computern, Smartphones, Tablets und LED-Lampen abgestrahlt werden, raten Schlafforscher, diese Geräte rechtzeitig vor dem Schlafengehen aus der Hand zu legen. Sonst kann die Blaulichtdusche die Schlafenszeit verkürzen.

Ein Blick ins Tierreich bestätigt die verjüngende Wirkung von ausgedehnten Schlummerphasen. Kreaturen, die Winterschlaf halten, leben länger als Artgenossen, die nicht auf diesen Ruhezustand programmiert sind. Fledermäuse der in Amerika weit verbreiteten Art Eptesicus fuscus beispielsweise, die die kalte Jahreszeit in Höhlen oder Minen verpennen, bringen es auf ein Alter von knapp zwanzig Jahren. Rekordverdächtig für Säugetiere, die kaum mehr wiegen als eine Handvoll Würfelzucker! Tatsächlich stoppt der Ruhezustand den Alterungsvorgang bei den großen braunen Fledermäusen: Das Herunterdimmen der Körperfunktionen hält den Zeiger der epigenetischen Uhr in den Zellen der Tiere um ein Dreivierteljahr an – das ist deutlich länger, als die winterliche Chillphase selbst währt. Das fand 2022 eine Forschergruppe um den Biologen Gerald Wilkinson von der Universität Maryland heraus, nachdem es ihr gelungen war, mit Unterstützung des Genetikers und Lebensuhr-Erfinders Steve Horvath eine solche Altersuhr für Fledermäuse zu etablieren.[199]

SCHLAF – DAS ANTI-AGING-REZEPT, DAS UNS DIE NATUR IN DIE WIEGE GELEGT HAT

Leider kommt diese wichtige Auszeit oft zu kurz. Binge-Watching im Bett, Termin- und Leistungsdruck im Job, Mehrfachberufe oder Schichtarbeit – alles Faktoren, die die Nachtruhe verkürzen. Pennten die Deutschen vor der Industrialisierung pro Nacht noch neun Stunden, sind es heute zwei Stunden weniger. Exakt sieben Stunden und 14 Minuten dauert der nächtliche Boxenstopp beim Durchschnittsbundesbürger.[200] Viele erreichen nicht mal dieses Quantum. Rund 1,2 Millionen Deutsche suchten 2021 wegen Schlafproblemen einen Arzt auf.[201] Damit stieg die Anzahl der Diagnosen von nicht organisch bedingten Schlafstörungen binnen eines Jahrzehnts um 77 Prozent. (Wer vier Wochen miserabel schläft, sollte schon zum Arzt gehen. Sonst könnten die Beschwerden chronisch werden.)

Bereits eine einzige durchgemachte Nacht löst ungünstige Veränderungen im Erbgut aus. Die DNA-Methylierung in den Fettzellen erhöht sich, was dazu führt, dass die Zellen zur Energiegewinnung vermehrt auf Zucker setzen statt auf das eingelagerte Fett. In der Skelettmuskulatur wiederum wird der sogenannte Glykolyse-Signalweg herunterreguliert. Hier läuft die Energiegewinnung statt über Zucker verstärkt über Fett und Proteine.[202]

Ein Zugewinn bei den Pölsterchen an Hüfte und Bauch, ein reduzierter Muskelumfang an Armen und Beinen – so lautet die Antwort unserer Gene, wenn wir das natürliche Schlafbedürfnis zugunsten der neuen Netflix-Serie vernachlässigen. Noch gravierender sind häufig wechselnde Arbeitszeiten mit Nachteinsätzen.

Langjährige Schichtarbeit erhöht das Risiko für Bluthochdruck, Übergewicht, hohen Cholesterinspiegel und Typ-2-Diabetes. Die Störung des Schlaf-wach-Rhythmus, die mit wechselnden Dienststunden häufig verbunden ist, lässt sich auch in den DNA-Methylierungen der Immunzellen ablesen. In den Immunozyten scheint sich laut Schlafforschern der Universität Helsinki die Zahl der Andockstellen für den Botenstoff Glutamat zu verändern, was das Risiko für chronische Entzündungen erhöht.[203] Solche *silent inflammations* stehen wie gesagt in Verdacht, den Alterungsprozess voranzutreiben. Schon lange bekannt: Menschen, die wenig schlafen, leiden häufiger an Erkältungen und Infektionen.

Zum Glück sind Veränderungen der epigenetischen Strukturen grundsätzlich reversibel. Nach einem zweiwöchigen Erholungsurlaub, bei dem die untersuchten Schichtarbeiter ihren inneren Rhythmus wieder in Takt brachten, hatte sich die chemische Gravur auf den Immunzellen wieder gelöscht. Das bestätigt, was Schlafforscher schon seit Längerem wissen: Bis zu einem gewissen Grad kann man verpassten Schlummer nachholen. »Nach größeren Schlafverlusten kann sich in den folgenden Nächten eine Verlagerung zugunsten des Tiefschlafes einstellen, wobei jedoch kaum mehr als zwei bis vier Stunden länger als gewöhnlich geschlafen wird«, heißt es in einer Online-Schlaffibel des Max-Planck-Instituts für Psychiatrie.[204]

Selbst wer es nicht auf die bei Erwachsenen übliche durchschnittliche Schlafdauer von rund sieben Stunden bringt, braucht sich deshalb nicht ruhelos im Bett zu wälzen. Denn letztlich stellen uns die Gene den Wecker. Echte Kurzschläfer kommen auch mit fünfeinhalb Stunden aus, andere wieder benötigen neun Stunden im Off. »Ihr optimales Schlafmaß ist dann ausgeschöpft, wenn Sie tagsüber, auch bei längerer Tätigkeit im Sitzen, konzentriert einer Tätigkeit nachgehen können, ohne schläfrig zu werden«, beruhigen die Schlafprofis vom Max-Planck-Institut. Da das tägliche Ruhebedürfnis in den Genen verdrahtet ist, bleibt es – anders als häufig beschrieben – im Alter gleich: Studien zeigen, dass gesunde Senioren genauso viel schlafen, wie sie es als junge Erwachsene taten. Es zählt also die Qualität, nicht die Quantität.

Auf einen Blick

Wie Sie das Optimum aus Ihrer Nachtruhe holen

1. Tanken Sie tagsüber Sonne

Genießen Sie in den Stunden bis mittags das hellste und kräftigste Licht. Bereits dreißig Minuten genügen. So kommen Sie abends doppelt zur Ruhe. Die innere Uhr wird präzise getaktet, und der Körper schüttet das nächtliche Melatonin offenbar eher aus.

Vor allem Schichtarbeiter, die nachts Dienst leisten, müssen tagsüber ans Licht, um die Produktion von Serotonin anzukurbeln und ihren Melatoninüberhang abzubauen.

Um diese biologischen Mechanismen noch besser zu verstehen, haben Chronobiologen der Universität Basel sogar eine »Integrative Human Circadian Daylight Platform« gegründet. Das Projekt soll Wissenschaftler aus unterschiedlichen Ländern zusammenbringen, um die Tageslichtforschung voranzubringen.[205]

2. Optimieren Sie die Schlafdauer

Viele wissen gar nicht mehr, wie es ist, hellwach zu sein, weil sie sich daran gewöhnt haben, unter ihrem genetisch festgelegten Schlafpensum zu bleiben. Hier hilft ein kleines Experiment: Gehen Sie eine Woche lang jeden Abend anderthalb Stunden früher ins Bett als üblich. Solange Ihnen Schlaf fehlt, werden Sie keine Probleme haben, bald wegzudösen. In Versuchen pendelte sich das Schlafpensum der Probanden erst ein, nachdem sie auf diese Weise bis zu 25 Stunden Schlaf »nachgeholt« hatten. Anschließend gönnen Sie sich die Nachtruhe, auf die Sie programmiert sind.

3. Achten Sie auf die Schlafhygiene

Für Schlechtschläfer haben Ärzte eine Schlaf-Betriebsanleitung erfunden. Sie nennt sich »Schlafhygiene« und umfasst Dutzende von Verhaltensregeln, die dazu dienen, störende Einflüsse auf die Nachtruhe auszuschalten. Die wichtigsten dieser nachgewiesen erfolgreichen Maßnahmen lauten: abends nur leichte Mahlzeiten bis zwei Stunden vor dem Zubettgehen, bis drei Stunden vor dem Einschlafen kein Alkohol und nach 14 Uhr kein Kaffee und keine Cola mehr. Letzteres gilt zumindest für Menschen, die genetisch bedingt sensibel auf Koffeinhaltiges reagieren.
Wichtig ist selbstverständlich auch die Schlafumgebung selbst: ein ruhiges und dunkles Zimmer, ein gemütliches Bett, eine gute Matratze, eine angenehme Liegeposition und die richtige Schlaftemperatur – nicht zu warm und nicht zu kalt.

4. Bleiben Sie gelassen

So wichtig die Nachtruhe auch ist: Kurz andauernde Schlafstörungen sind ganz normal. Das Leben fließt ja auch nicht immer glatt dahin. Wer nachts aufwacht und nicht binnen dreißig Minuten wieder einschläft, tut Experten zufolge gut daran, aufzustehen und sich mit Musikhören oder Lesen abzulenken. Halten Grübeleien wach, hilft es manchmal, die Sorgen auf einem Blatt Papier festzuhalten und außerhalb des Schlafzimmers abzulegen. Wichtig ist nur, nach spätestens 75 Minuten wieder in die Federn zu kriechen, sonst verpasst man das nächste Einschlaffenster und liegt womöglich weitere neunzig Minuten wach.

5. Suchen Sie rechtzeitig Hilfe

Auf längere Sicht hingegen sind Schlafstörungen eine Gefahr für Leib und Seele. Nehmen Sie das Problem deshalb nicht länger hin als drei bis vier Wochen. Anderenfalls können die Beschwerden chronifizieren, selbst wenn sich der ursprüngliche Anlass (zum Beispiel ein Streit in der Partnerschaft) verflüchtigt hat. Entspannungstechniken wie Autogenes Training oder Progressive Muskelentspannung lindern Stress, den Schlafräuber Nummer eins. Eine kognitive Verhaltenstherapie hilft, Denkmuster und Verhaltensweisen zu verändern, die vom Schlaf abhalten. In Krisensituationen können rezeptpflichtige Schlafmittel wie Benzodiazepine und Z-Substanzen (Benzodiazepin-Rezeptor-Agonisten) kurzzeitig helfen. Pflanzliche Präparate wie Hopfen oder Baldrian hingegen bessern in methodisch gut gemachten Studien den Schlaf nicht.[206]

SIEBEN
TRAUMATA – DIE VERERBUNG VON ALTEN WUNDEN

WIE WIR DIE ÄNGSTE UNSERER ELTERN ERBEN UND WIE WIR DIE SEELISCHEN WUNDEN WIEDER LOSWERDEN

Eigentlich geht es Kathrin Schneider, 48, prima. Ihr Alltag ist ausgefüllt, das Familienleben ist harmonisch, der Halbtagsjob für einen Steuerberater macht ihr Freude – wenn da nicht dieser graue Schleier wäre, der sich seit dem Studium immer mal wieder auf ihre Seele legt. Traurig, ohne Energie und erschöpft fühlt sie sich dann. Als ob alle Blätter von den Bäumen gefallen wären. Sie liegt tagelang im Bett, kaum fähig, sich in der Arbeit krankzumelden.

»Eine leichte bis mittelschwere Depression«, sagt ihr Arzt und verschreibt Citalopram, ein Mittel, das die Konzentration von Serotonin im Gehirn erhöht. Das Antidepressivum hebt den Nebelschleier – doch eine Frage bleibt: Woher kommt die Schwermut, wenn das eigene Leben keinen Anlass dafür zu bieten scheint? Kann womöglich ein nicht verarbeitetes Trauma der Eltern oder Großeltern die Ursache für die psychische Erkrankung sein?

Diese Frage stellen sich so manche Menschen, die unter Depressionen oder Angststörungen leiden. Und tatsächlich ist der Gedanke keineswegs abwegig. Psychologen, Psychotherapeuten und Soziologen sind sich einig, dass transgenerationale Traumata existieren. Krieg, Missbrauch, Vernachlässigung oder Fluchterlebnisse beschweren nicht nur die Betroffenen selbst, sondern auch ihre Kinder. Das ist durch Untersuchungen gut belegt. So zeigen sich die Nachfahren von Holocaust-Überlebenden ängstlicher und anfälliger für Stress und Depressionen. Finninnen, deren Männer im Winterkrieg mit Russland 1939 ums Leben kamen, während sie schwanger waren, brachten Kinder zur Welt, die später häufiger an Schizophrenie und Verhaltensstörungen erkrankten. Bei Frauen, die während des arabisch-israelischen Sechstagekriegs von 1967 ein Baby erwarteten, stieg das Schizophrenie-Risiko für den Nachwuchs bis zum Dreifachen an.[207] In einer Studie mit mehr als 93 000 Teilnehmern, die 2018 im Wissenschaftsjournal *JAMA Psychiatry* veröffentlicht wurde, zeigte sich, dass die Töchter von finnischen Frauen, die im Zweiten Weltkrieg als Kinder ohne ihre Familien nach Schweden evakuiert wurden, als Erwachsene viermal so häufig mit bipolaren Störungen oder Depressionen kämpften.[208] Der männliche Nachwuchs wies kein erhöhtes Risiko für psychische Probleme auf. Auch bei den Töchtern von Vätern, die als Kinder evakuiert worden waren, hatte das Erlebnis keine auffälligen Spuren hinterlassen.

Eine Erklärung für diese Phänomene finden Forscher in der epigenetischen Programmierung der sogenannten Hypothalamus-Hypophysen-Nebennierenrinden-(HPA-)Achse (»HPA-« steht für *hypothalamic-pituitary-adrenal-*). Die hat nichts mit einem Autofahrwerk zu tun, vielmehr handelt es sich um das wichtigste Stressreaktionssystem des Körpers. Über Hormone wie vor allem Cortisol kontrolliert die HPA-Achse, wie dieser Regelkreis mit Vor- und Zunamen heißt, sämtliche Reaktionen des Organismus auf psychische Belastungen. Seit Längerem weiß die Medizin bereits, dass der Rückkopplungsmechanismus der HPA-Achse bei Menschen mit Depressionen oder einer entsprechenden Veranlagung aus der Balance geraten ist.[209] Schon vergleichsweise geringe Belastungen lassen das Stressreaktionssystem der Betroffenen auf Hochtouren laufen.

Werden Kinder Opfer von Misshandlungen, kann es zu einer dauerhaften Fehlregulation des HPA-Netzwerks kommen. Der emotionale Schock, den das frühe Trauma auslöst, graviert sich in ein Gen ein, das als Modulator der Stresshormonachse funktioniert. Dieser Erbfaktor trägt das kryptische Kürzel FKBP5 und gehört zu den bevorzugten Untersuchungsobjekten der Neurowissenschaftlerin Elisabeth Binder vom Max-Planck-Institut für Psychiatrie in München. In mehreren Untersuchen widmete sich Binders Team gemeinsam mit nordamerikanischen Kollegen diesem DNA-Abschnitt. Epigenetische Veränderungen an dem Gen entdeckte sie sowohl bei traumatisierten Augenzeugen der islamistischen Terroranschläge vom 11. September 2001 in New York als auch bei erwachsenen Afroamerikanern, die als Kinder körperlich oder sexuell misshandelt wurden und eine posttraumatische Belastungsstörung entwickelten.[210]

In Versuchen an Nervenzellen fanden die Forscher zudem heraus, wie diese Veränderung zustande kommt: Der Boost an Stresshormonen durch ein seelisches Martyrium führt dazu, dass sich eine Methylgruppe von FKBP5 abspaltet. Damit kann die Zelle das entsprechende Gen besonders leicht ablesen, seine Aktivität ist bleibend erhöht.

Diese lebenslange Veränderung an der DNA wird vor allem durch Traumata im Kindesalter erzeugt. Bei Studienteilnehmern, die im Erwachsenenalter traumatisiert wurden, fanden die Max-Planck-Forscher keine krankheitsassoziierte Demethylierung. Der Umstand, dass widrige Geschehen in Kindheit und Jugend sich tiefer in das Epigenom einschreiben als im reifen Alter, ergibt biologisch Sinn. Ein Organismus, der sich entwickelt, muss offen bleiben für neue Erfahrungen. Diese Empfänglichkeit macht allerdings anfälliger für negative Erlebnisse. Besonders zugänglich ist das Gedächtnis der Zellen bis ins Alter von zwei Jahren. Doch selbst danach können prägende Veränderungen das Genaktivierungsmuster modifizieren.

Aber auch die Veranlagung spielt eine Rolle: Genetische Varianten mit aktiverem FKBP5 führen dazu, dass die Betroffenen negative Erlebnisse intensiver wahrnehmen. »Wer früh im Leben traumatisiert wurde und zudem den sogenannten Risikotyp von FKBP5 geerbt hat, entwickelt als Erwachsener eher als andere eine Depression, eine posttraumatische Belastungsstörung, aggressives Verhalten oder eine bipolare Störung und hat ein erhöhtes Suizidrisiko«, so Binder in einem Artikel der *Süddeutschen Zeitung*.[211]

Psychische Ausnahmesituationen in der frühen Kindheit prägen die Biochemie der Zellen und sind langfristig mit einer schlechteren Gesundheit verbunden. Das darf als gewiss gelten. Doch wie steht es nun um die transgenerationale Weitergabe von Traumata, die Psychologen etwa bei den Nachgeborenen der Holocaust-Opfer beschreiben? Ist hier ebenfalls Epigenetik im Spiel? Oder ausschließlich die Interaktion zwischen Eltern und Kind? Schließlich ist bekannt, dass belastende Erfahrungen das Elternsein sabotieren können. Mütter, die in ihren eigenen Entwicklungsjahren Misshandlungen erlebt haben, fällt es erwiesenermaßen schwerer, sensibel auf die emotionalen Signale ihres Nachwuchses zu reagieren. Gestresste Eltern übertragen ihre Stressreaktion auf die nächste Generation.

Die Frage nach der Weitergabe erworbener Eigenschaften zählt zu den klassischen Diskussionsthemen der Biologie. Sie tauchte – in anderer Verpackung – bereits im 19. Jahrhundert auf. Der französische Biologe Jean-Baptiste de Lamarck (1744–1829) vertrat die Meinung, dass Lebewesen ihren Nachkommen auch jene Merkmale vererben, die sie während ihrer Existenz neu erworben haben. Das klassische Beispiel lieferte ihm die Giraffe: Deren Hals streckte sich Lamarck zufolge im Lauf des Lebens, weil sich die Pflanzenfresser nach den hohen Blättern im Baum reckten.

Eine interessante Vorstellung, die allerdings mit der Evolutionslehre von Charles Darwin und der Entdeckung der Gene in die Mottenkiste der abgelegten Naturtheorien wanderte. Darwin zufolge resultiert das Wachstum des Giraffenhalses auf der zufälligen Variation und Selektion von Merkmalen. Tiere, die das Glück haben, mit einem längeren Hals auf die Welt zu kommen, erreichen höher gelegene Blätter und können sich dank dieser reicheren Nahrungsauswahl erfolgreicher vermehren und ihre Kopfhoch-Gene besser weitergeben als kürzere Artgenossen.

Individuelle Anpassungen à la Lamarck hingegen wirken nicht auf die Erbfaktoren ein – so die Überzeugung der Biologen im 20. Jahrhundert. Die einzige vererbbare Information liegt in der Nukleotidsequenz des DNA-Strangs. Gelerntes hingegen verweilt innerhalb einer Generation: nicht zuletzt deshalb, weil die Natur den größten Teil der epigenetischen Marker in den Eizellen und Spermien von Säugetieren ausradiert. Tatsächlich werden die meisten Methylierungen und Histon-Modifikationen sogar zweimal von der DNA entfernt – einmal in den Geschlechtszellen und dann erneut im Embryo.

EPIGENETISCHES REISEGEPÄCK FÜR DIE NÄCHSTE GENERATION: DNA-METHYLIERUNG, HISTON-MODIFIKATION UND RNA

Bereits im Jahr 1962 entdeckte der Entwicklungsbiologe John Gurdon (geb. 1933) von der Universität Oxford, dass die epigenetischen Marker des Ungeborenen größtenteils gelöscht und im

Lauf der Embryogenese neu geschrieben werden. Befreit von diesem spezifischen Code, können sich die Zellen des Ungeborenen zu souveränen Haut-, Nerven- oder Leberzellen entwickeln.

Die Entdeckung der Epigenetik im 21. Jahrhundert kratzt nun an dem Dogma, dass Menschen lediglich den Text der Gene vererben, ohne jede Instruktion, wie diese reguliert werden sollten. In bestimmten Fällen können epigenetische Modifikationen eben auch an die nächste Generation weitergereicht werden. Etwa 10 bis 15 Prozent der chemischen Veränderungen an den DNA-Bausteinen und Histonproteinen bleiben erhalten.[212] Auf diese Weise pflanzt sich ein Teil des elterlichen Epigenoms auf die Kinder fort, wo es bis ins Erwachsenenalter bewahrt bleibt. Ohnehin betrifft die Löschaktion in den Keimzellen nicht die RNA (Ribonukleinsäure), diese sogenannte kleine Schwester der DNA. Damit können diese Botenmoleküle gleichfalls epigenetische Informationen übertragen.

Dass überhaupt RNA in Spermien existiert, ist eine vergleichsweise junge Entdeckung. Das Molekül stammt aus Samenvorläuferzellen und zeigt sich sensibel gegenüber Umwelteinflüssen wie Ernährung oder Giftstoffen. Das epigenetische Reisegepäck, das an die nächste Generation weitergereicht wird, besteht demnach aus drei unterschiedlichen Accessoires: DNA-Methylierung, Histon-Modifikation und RNA.

Den Nachweis, dass die RNA (streng genommen: die nichtcodierende RNA, also eine Variante der Ribonukleinsäure, die nicht an der Herstellung von Proteinen beteiligt ist) bei Säugetieren an der Weitergabe von Traumata beteiligt ist, lieferte die bereits erwähnte Schweizer Neurobiologin Isabelle Mansuy. Die Forscherin leitet an der ETH Zürich und an der Universität Zürich ein Labor, das die Vererbung erworbener Eigenschaften vor allem bei

Nagetieren studiert. Ihre tierexperimentelle Forschung bietet die Chance, an Individuen über Generationen hinweg zu verfolgen, wie stressbedingte Spuren auf der DNA weitergereicht werden und wie sie das Verhalten bestimmen.

Im ersten Schritt ihres Experiments verstörte Mansuys Team männliche Labormäuse nach dem gängigen Muster: Die Nager wurden direkt nach der Geburt wiederholt von ihrer Mutter getrennt. Dieses Vorgehen stresst die Jungtiere enorm und dient als Modell, um traumatische Kindheitserlebnisse bei Menschen nachzuahmen. Erwartungsgemäß zeigte sich die nichtcodierende RNA in den Spermien der Mäuse stark verändert. Im nächsten Schritt extrahierten die Forscher diese Botenmoleküle aus dem Sperma der Mäuse, injizierten sie in befruchtete Eizellen und übertrugen die Zygoten chirurgisch auf Weibchen einer Kontrollgruppe.

Nach dreiwöchiger Tragezeit kamen die Jungen zur Welt. Und obwohl die Tiere stressfrei aufwuchsen, entwickelten sie im Erwachsenenalter deutliche Verhaltensstörungen. Die RNA aus dem Sperma genügte, um bei den Nachkommen Symptome eines Traumas auszulösen.

In widrigen Situationen reagierten sie apathisch, auf neuem Terrain hingegen ließen sie die natürliche Scheu fehlen. Bei Experimenten mit Wasser beispielsweise riskierten sie zu ertrinken, weil sie mäuseübliche Vorsicht vermissen ließen. »Die Symptome, die die gestörten Mäuse zeigten, sind auch bei Borderline-, Depressions- oder Schizophrenie-Patienten sehr prominent vorhanden«, so Mansuy, die in ihrem Buch *Wir können unsere Gene steuern!* einen faktenreichen Überblick über ihre Forschung liefert.[213] Evolutionsbiologisch ergibt dieses Gebaren Sinn. Eine übersteigerte Stressantwort – höhere Erregbarkeit, mehr Aggressivität, aber auch ein verringerter Antrieb – dienen als Anpassung an bedrohliche Situationen. Neben solchen seelischen Folgen hinterließ das Trauma auch physische Spuren im Stoffwechsel, die etwa zu Hypoglykämie führten, also zu niedrigem Blutzuckerspiegel.

Wie die Neuroepigenetik-Pionierin herausfand, hielten die Traumafolgen lebenslang an. Und mehr noch: Die Nager vererbten das gestörte Verhalten an ihre Nachkommen – und diese wiederum an ihre eigenen Jungen. Bis in die dritte Nachfolgegeneration blieben die Spuren der Vernachlässigung erhalten. Mit dieser Erkenntnis, die sie Ende der 2010er-Jahre publizierte, war Isabelle Mansuy die erste Wissenschaftlerin, der es gelang, die epigenetische Überlieferung von Verhaltensinformationen auf molekularer Ebene über mehrere Generationen hinweg nachzuweisen. In späteren Studien, 2018 im Fachmagazin *Environmental Epigenetics* veröffentlicht, zeigte Mansuy, dass die über das Sperma vermittelten Veränderungen sogar bis in die vierte Generation anhielten – zumindest manche. Übersteigerte Risikofreude und Hypoglykämie waren noch deutlich zu erkennen. Beim depressionsähnlichen Verhalten hingegen macht sich ein Sepia-Effekt bemerkbar. Diese Reaktion hatte sich aus der DNA der Mäuse ausgewaschen.[214]

Die mit der Trauma-RNA gezeugten Tiere, das demonstrierte bereits Mansuys erste Untersuchung, waren von Geburt an auf Stress programmiert. In bestimmten Genen von Gehirnzellen, aber auch in den Spermien identifizierten die Forscher ein verändertes Methylierungsprofil. Diese epigenetischen Modifizierungen an der DNA führten dann auch zu den Veränderungen in den Nervenfunktionen. An einigen Genen wurden vermehrt Methylgruppen angehängt, an anderen wiederum wurden die Molekülteile entfernt. »Es kommt sehr darauf an, wo, wie und in welchem Grad die Methylgruppen angebracht werden«, sagt Isabelle

Mansuy.[215] Da so gut wie alle Samenzellen epigenetische Veränderungen aufwiesen, vererbten sich die Änderungen im Genaktivitätsmuster an die gesamte Nachkommenschaft. Bei der klassischen Vererbung à la Mendel hingegen wird eine genetische Veränderung höchstens an die Hälfte der Kinder weitergereicht.

Schlechte Erfahrungen gravieren sich in Gehirn, Organen und Keimzellen ein. Über die Keimbahnen werden diese prägenden Lebensumstände an die nächste Generation weitergereicht. Dieses Konzept der transgenerationalen epigenetischen Vererbung, das Mansuy und ihr Forscherteam präsentierten, war 2010 noch so neu, dass sie ihre Versuche vor der Veröffentlichung in der Fachzeitschrift *Biological Psychiatry* vorsichtshalber ein ums andere Mal wiederholten. »Wir haben uns 100 Prozent abgesichert«, so Mansuy. Acht Jahre lang dauerte ihr Forschungsvorhaben, nicht zuletzt weil die Gutachter des Fachmagazins Zusatzaufgaben einforderten. Mittlerweile ist die Vorstellung, dass toxischer Stress den Aktivitätsgrad der Gene ändert und dass diese Änderungen an die nächste Generation weitergereicht werden, zumindest für das Tierreich vielfach bestätigt worden.

Wichtig ist dabei das Wörtchen »toxisch«. Denn Stress ist nicht per se schlecht. Die Aktivierung des sympathischen Nervensystems, die dazu dient, Energiereserven zu mobilisieren, stellt eine sinnvolle Antwort des Körpers auf erhöhte Anforderungen dar. Stress ist ein Zeichen dafür, dass etwas Bedeutung für uns besitzt. Maßvolle Herausforderungen können sogar gesund sein – selbst wenn man ihnen im Uterus ausgesetzt wird. Mütterliche Stresshormone während der Schwangerschaft führen nämlich dazu, dass bei ihrem Neugeborenen die Methylierung des Gens für den Oxytocinrezeptor abnimmt. Oxytocin ist als Bindungshormon bekannt, das Ängste vermindert und Stress abbaut. Reduziert sich die Methylierung des Oxytocinrezeptor-Gens, wird das Gen folglich besser abgelesen, und das Gehirn produziert mehr Rezeptoren, an denen Oxytocin seine bindungsförderliche Wirkung entfaltet.

Die German Angst

Sorgen macht sich jeder mal. Und die Vorwegnahme möglicher Gefahren ist ein Zeichen von Klugheit. Aber kein Volk zittert offenbar so gern wie wir Deutschen. »German Angst« nennt das Ausland diesen Charakterzug. Gemeint sind Dinge wie der Hang zur Grübelei, eine negative Zukunftssicht und eine übersteigerte Sorge vor Atomunfällen und anderen Umweltkatastrophen.
Kein Wunder, dass wir auch als Weltmeister in puncto Versichertsein gelten. Vom Baby bis zum Rentner besitzt jeder Einwohner im Schnitt sechs Policen, die möglichst viele Unwägbarkeiten des Lebens abdecken sollen: Unfall, Hagel, Diebstahl, Alter oder Tod.[216] Der Grund für dieses Phänomen könnte in der Epigenetik liegen, mutmaßte vor einigen Jahren der damalige Präsident der Max-Planck-Gesellschaft Peter Gruss. Die »German Angst« wurzele in den kollektiven Traumata, die unsere Großeltern und deren Eltern in den ersten Jahrzehnten des 20. Jahrhunderts erlitten und die sich als Wesensänderung in das Epigenom der Bundesbürger eingeprägt haben.[217]

Für den Sohn oder die Tochter der gestressten Mutter bringt dieser Umstand einen gewissen Startvorteil ins Leben mit sich: Ihr Stressreaktionssystem wird etwas entschärft, die Bindungsfähigkeit erhöht. Die beobachteten Zusammenhänge könnten erste Hinweise darauf geben, dass Belastungen in der Schwangerschaft auch Schutzmechanismen aktivieren können, so der Basler Psychologe Gunther Meinlschmidt, der diese Zusammenhänge im Jahr 2016 entdeckte.[218] Voraussetzung ist, dass sich die Unbill in Grenzen hält. Die Mütter in seiner Studie waren keinen extremen Traumatisierungen ausgesetzt. Vielmehr verspürten sie Symptome einer leichten Schwangerschaftsdepression, oder sie kämpften mit beruflichen Herausforderungen, die sie letztlich meistern konnten.

Lebenserfahrungen haben Konsequenzen: nicht nur für einen selbst, sondern auch für die Nachkommen. Diese Einsicht vermittelt die Epigenetik. Ob negative Erlebnisse beim Menschen auf vergleichbare Weise an die nächste Generation vererbt werden wie bei den spektakulären Tierexperimenten von Isabelle Mansuy, ist letztlich noch offen. Die meisten Biologen würden sich derzeit wohl auf die Formel einigen: epigenetische Effekte ja, epigenetische Vererbung eher nein. Doch das letzte Wort ist noch nicht gesprochen. Gut möglich, dass das Forschungsgebiet, das den Einfluss der Umwelt auf die Gene studiert, noch Überraschungen bereithält. Sicher ist hingegen: Epigenetik ist keine Einbahnstraße. So wie Gene bei traumatischen Lebensereignissen demethyliert werden, also ihre chemischen Marker abstreifen, können sie bei positiven Erfahrungen wieder mit einer Methylgruppe versehen werden. Die Flexibilität, die epigenetische Informationen zeigen, öffnet die Tür für einen Ausweg aus der epigenetischen Programmierung – egal, ob das Trauma aus der eigenen Kindheit stammt oder ob es ein Teil des Familienerbes ist.

KOGNITIVE VERHALTENSTHERAPIE KANN DAS MAO-A-GEN WIEDER NORMALISIEREN UND ÄNGSTE LINDERN

Eine Psychotherapie beispielsweise kann ererbte Wunden heilen. Bereits nach sechs Wochen gesprächsbasierter Behandlung sind Angstgene bei Patienten mit Panikstörungen wieder methyliert.

Das fand ein Team um die Psychiaterin Katharina Domschke heraus, die sich seit Jahren mit der Verbindung zwischen Umwelt, Genen und psychischen Erkrankungen befasst und die Klinik für Psychiatrie und Psychotherapie am Universitätsklinikum Freiburg leitet. Ohne jegliche Medikamente, nur durch Gespräche und den Willen der Patienten, das eigene Fühlen und Denken selbst zu kontrollieren, hatte sich das Monoaminoxidase-A-Gen (MAO-A-Gen) zum Positiven verändert.

Dieses Gen, das Serotonin und Noradrenalin abbaut, ist bei Menschen mit Panikstörungen oder Depressionen niedriger methyliert als bei Gesunden.[219] Die kognitive Verhaltenstherapie hatte das Gen wieder in den Normalzustand zurückgeführt und die Ängste der Patienten gelindert. »Das heißt, dass Psychotherapie sogar auf der epigenetischen Ebene im Zellkern wirksam ist«, berichtet Domschke.[220]

Wertvolle Gespräche, aber auch Erfahrungen von Nähe und gute Beziehungen zu den Mitmenschen finden ihren Weg bis hinein in die Zellkerne des Gehirns. Sie wirken auf die Gene der Nervenzellen, verändern Emotionen und Verhalten. Damit zeigt die Epigenetik, dass wir den Gespenstern der Vergangenheit nicht hilflos ausgeliefert sind.

ENDLICH RUNTERKOMMEN – WIE MEDITATION UND ACHTSAMKEIT IM ALLTAG DEN GEIST VERJÜNGEN

Ein Seminarraum in einem ruhigen Hinterhof im Berliner Stadtteil Charlottenburg: Ein knappes Dutzend Menschen hat es sich auf runden Kissen bequem gemacht, die auf dem Parkettboden verteilt liegen. Die Wände sind weiß gestrichen, die Fenster weit geöffnet. Milde Abendluft strömt ins Zimmer. An der Stirnseite des Raums greift ein weißhaariger Pferdeschwanzträger in weiten Baumwollhosen zu einem Klöppel und streicht einen Gong entlang.

»Willkommen zu unserer Abendmeditation.« Einige Sekunden Pause. »Ich freue mich auf unsere gemeinsame Reise in die Stille.« Wieder Pause. »Wir beginnen wie üblich damit, dass ihr ein paarmal bewusst durch die Nase einatmet. Aaat-met durch die Nase ein. Uuu-nd durch den Mund aus …«

Die nächste halbe Stunde lang versinken die Frauen und Männer, die wie atmende Statuen auf ihren Kissen thronen, in einer wohltuenden Trance: sanft gelenkt von dem Kursleiter, der die Konzentration der Teilnehmenden auf wechselnde Körperregionen lenkt.

Dabei machen die Anwesenden eine wundersame Erfahrung, die sie bereits von vergangenen Meditationen kennen. Ihre Gedanken beruhigen sich auf unerklärliche Art. Das Affengeschnatter im Kopf lässt nach, Klarheit und Fokus breiten sich aus. Was immer die zwölf Menschen vor einigen Minuten noch bewegt haben mag – ein Strafzettel, ein Streit, die Weltlage –, es rückt wie von selbst in den Hintergrund.

Entspannungsverfahren wie Meditation, Yoga, Autogenes Training, Qi Gong oder Atemgymnastik sind das Pflaster für unsere dauergestressten Seelen. Sie holen Ruhephasen und Momente der Stille zurück, die stets Teil der menschlichen Kultur waren, aber in der Leistungsgesellschaft zu kurz kommen. Anspannungen fallen ab, wenn Körper und Geist achtsam im Moment verweilen. Das vegetative Nervensystem fährt herunter, Energiereserven werden aufgefüllt, und Stresshormone verflüchtigen sich. Regelmäßig angewendet, sind diese Effekte bis in die Haarspitzen messbar. Ein meditationsbasiertes Training senkt die Cortisolmenge in den Haaren binnen sechs Monaten um ein Viertel, wie Leipziger Wissenschaftler 2021 im Fachmagazin *Psychosomatic Medicine* berichteten.[221] Cortisol wird in belastenden Situationen von den Nebennierenrinden ausgeschüttet und hilft, Energie zu mobilisieren, um die Herausforderung zu bewältigen. Je länger der Stress anhält, umso länger zirkuliert das Alarmhormon im Körper, und desto mehr sammelt sich im Schopf.

Nicht bloß in den Haaren, auch im Gehirn hinterlässt es Spuren, wenn man regelmäßig den Kopf leer macht. So wie Stress und Sorgen auf Dauer neuronale Netzwerke in Mitleidenschaft ziehen und etwa im Hippocampus Neurone schrumpfen lassen, kehrt die Achtsamkeitspraxis die schädigenden Prozesse um. Meditationsforscher wie der Psychologe Ulrich Ott von der Justus-Liebig-Universität Gießen beschreiben eine ganze Fülle von messbaren Veränderungen.[222] Die Fokussierung auf den Atem oder eine Kerzenflamme aktiviert das sogenannte zentrale exekutive Netzwerk, das im Alltag beim Problemlösen gefragt ist. Das aktive Ausblenden von störenden Gedanken, die gerade bei Anfängern oft dazwischenfunken, belebt eine Region im vorderen Bereich des Gehirns, den sogenannten anterioren cingulären Cortex. »Durch die Wendung nach innen wird auch der eigene Körper viel bewusster. Die ›Landkarten‹, die im Gehirn die Körperoberfläche und die inneren Organe repräsentieren, differenzieren sich mit zunehmender Übung feiner aus«, nennt Ott im Interview mit der Techniker Krankenkasse eine weitere Veränderung. »Dementsprechend werden auch die Hirnareale aktiviert, die mit Körperempfindungen zu tun haben, also der somatosensorische Cortex und der insuläre Cortex.«

Indem Meditierende diese Regionen regelmäßig beanspruchen, verstetigen sich die Aktivierungsmuster, ähnlich wie bei einem Bizeps, dem ein Hanteltraining mehr Umfang beschert. Die Dichte der synaptischen Verbindungen steigt, das Volumen der aktivierten Areale wächst. Auf sanfte Weise wird das Gehirn umgebaut. Die graue Hirnsubstanz wächst an Stellen, die wichtig sind für Konzentration und Selbstregulation. Die Amygdala im limbischen System hingegen, die Angstgefühle steuert, schrumpft.

Das alles ist per MRT-Scan messbar. Fühlbar ist, wie sich Einstellungen und Wahrnehmung ändert, wenn Menschen Mentaltraining praktizieren. Viele der Probanden berichten, dass sie ihre Aufmerksamkeit besser steuern können. Das Gedankenkarussell kommt zur Ruhe. Statt auf jeden Stressauslöser anzuspringen, gelingt es, mehr Distanz zwischen Außen- und Innenwelt zu bringen. Das hilft, Überbeanspruchung zu vermeiden. Zugleich schwindet die Tendenz, alles Wahrgenommene umgehend zu verurteilen. Die Achtsamkeitspraxis lässt einen mit mehr Akzeptanz und Offenheit durchs Leben gehen. Die Empathie für sich selbst und andere wächst.

Meditation formt unser zentrales Steuerorgan lebenslang um. Und wie immer, wenn Erfahrungen die Biologie verändern, kommt die Epigenetik als Bindeglied ins Spiel. Noch ist erst wenig erforscht, wie die mentalen Übungen die chemische Signatur des Erbguts verändern. Doch einige Pionierstudien existieren bereits, »die nahelegen, dass die gesundheitsförderlichen Effekte von Achtsamkeitspraxis zum Teil epigenetisch vermittelt sein könnten«, schreiben die Autoren eines 2020 erschienenen Übersichtsartikels in der Zeitschrift *Verhaltenstherapie*.[223] Die Untersuchungen drehen sich vor allem um Stress, das Nummer-eins-Thema in der

Achtsamkeitsforschung. Bei traumatisierten Kriegsveteranen beispielsweise, die ein standardisiertes »Mindfulness-Based-Stress-Reduction«-Programm (MBSR) absolvieren, reduziert sich begleitend zum Rückgang der Traumasymptome die Methylierung des FKBP5-Stressgens.

Bei Menschen, die auf mindestens zehn Jahre Meditationserfahrung zurückblicken, zeigen sich in einer anderen Untersuchung 64 Regionen auf 43 Genen epigenetisch verändert – wobei etwa die Hälfte dieser biologischen Faktoren mit körperlichen Erkrankungen und psychischen Störungen in Verbindung steht. In einer weiteren Studie, die in dem Artikel in *Verhaltenstherapie* zitiert wird, bemerkten Forscher, dass die altersbedingte Beschleunigung der epigenetischen Altersprozesse bei den meditationserfahrenen Teilnehmern ab dem 52. Lebensjahr deutlich langsamer vonstatten ging als bei den Untrainierten. Meditation bremste ihre epigenetische Uhr.

Ein besonders eindrucksvolles Beispiel, wie die achtsame, fokussierte Aufmerksamkeit das Gehirn verjüngt, liefert der buddhistische Mönch Yongey Mingyur Rinpoche. Der 1975 im Himalaja geborene Tibeter, der im indischen Exil lebt, erhielt als Kind seine ersten Lektionen in Meditation und erreichte mit siebzehn Jahren den spirituellen Meisterrang. Unzählige Stunden seines Lebens hat er im Schneidersitz verbracht. Heute gilt der Geistliche mit dem glänzend kahlen Schädel als herausragender Lehrer in puncto achtsamer Selbstversenkung und als begehrtes Objekt der Meditationsforschung.

Erstmals 2002 wurde das Oberstübchen von Rinpoche einem Gehirnscan unterzogen und seitdem drei weitere Male. Diese Kernspinaufnahmen verglichen die Forscher um den Neurowissenschaftler Richard Davidson von der US-Universität von

Wisconsin-Madison mit den Bildern von 105 Vergleichspersonen. Die Altersbestimmung übernahm ein KI-System namens »BrainAge«, welches das biologische Hirnalter anhand bestimmter Muster der Gehirnstruktur bestimmt. Dazu analysiert der Computeralgorithmus die graue Struktur, deren Substanz mit jedem Jahrzehnt abnimmt – allerdings nicht bei allen Menschen im selben Tempo. Das erstaunliche Ergebnis: Mit 41 Jahren besaß Yongey Mingyur Rinpoche die grauen Zellen eines 33-Jährigen! »YMRs Gehirnalterung schritt langsamer voran als sein kalendarisches Alter, und es war langsamer als das der allgemeinen Bevölkerung«, schrieben die Autoren, als sie ihre Ergebnisse 2020 im Fachmagazin *Neurocase* präsentierten.[224]

Menschen sind gesünder, entspannter und glücklicher, wenn sie präsent sind. Ihr Gehirn altert rückwärts, ihr Epigenom ist auf positive Emotionen programmiert. Das macht Meditation zu einer wirksamen Arznei bei Stresserkrankungen wie Bluthochdruck oder Schlafstörungen. Auch bei Burn-out, Angststörungen oder chronischen Schmerzen können die Geistesübungen helfen. In Kliniken für psychische und psychosomatische Erkrankungen gehört Meditation als unterstützende Therapie zum festen Repertoire. Zu verdanken ist diese Entwicklung vor allem Jon Kabat-Zinn. Der 1944 geborene Molekularbiologe hat die Meditation Ende der 1970er-Jahre aus dem buddhistischen Kontext gelöst und in den westlichen Alltag übertragen. Für seine Mentalvariante namens »achtsamkeitsbasierte Stressreduktion« (»Mindfulness-Based Stress Reduction« [MBSR]) kombinierte er verschiedene Entspannungselemente: die klassische Achtsamkeitsmeditation, aber auch Yoga, Lektionen zur Körperwahrnehmung (»Bodyscan«) sowie das Praktizieren von Achtsamkeit im Alltag. Wer die Methode erlernen will, etwa an einer VHS, startet im Regelfall mit einem achtwöchigen MBSR-Kurs bei einem zertifizierten Lehrer.

Dank MBSR ist Achtsamkeit heute in aller Munde. Bei vielen Menschen hat sie das Gefühl geschärft, dass es sich auch im Alltag lohnt, aufmerksam mit den Dingen und sich selbst umzugehen. Wer den Autopilot-Modus verlässt und die Konzentration auf die Tätigkeit lenkt, die er gerade ausübt, erhöht den Lebensgenuss und baut Stress ab. Das gilt selbst für banale Verrichtungen wie Staubsaugen oder Unkrautjäten. Jede manuelle Tätigkeit, die routiniert und zügig ausgeführt wird, wirkt beruhigend auf das Nervensystem, sofern man innerlich beteiligt ist. Die Muskelspannung nimmt ab, der Puls geht zurück, die Atemfrequenz sinkt. Entscheidend dabei: Die Sache darf nicht lieblos und schludrig verrichtet werden. Nötig sind Präzision und Achtsamkeit. In diesem Fall stellt sich ein milder Trancezustand ein, den Experten als »Hyperkonzentration« beschreiben – der kleine Bruder der Meditation.

Als Erfinder dieser Entspannungskunst gelten die Arbeitsmönche der Klöster. Bereits die ersten christlichen Ordensbrüder betrachteten das Flechten von Körben nicht allein als Arbeit für den eigenen Unterhalt und die Pflege der Kranken, sondern auch als asketische Übung. Die einfache Verrichtung mit den Händen gewann Bedeutung als äußere Meditationshilfe. Auf ähnliche Weise gilt das auch im Buddhismus. Durch Tätigkeiten in Küche und Garten versetzen sich die orange gekleideten Klosterbewohner in Glückszustände. Dabei machen sie nichts anderes, als die anfallenden Arbeiten rasch und präzise auszuüben. Über diese disziplinierte Schnelligkeit und die Konzentration auf die Gegenwart geraten sie in einen meditativen Zustand, den sie als erfüllend erleben.

Die Entspannung, die beim achtsamen Gärtnern oder Autowaschen wartet, reicht natürlich nicht an die Bewusstseinszustände heran, die Übende beim Autogenen Training, MBSR oder bei der Meditation erleben können. Hier ist die Versenkung tiefer, die Regeneration größer. Diese Königsdisziplinen des Mentaltrainings müssen ja auch erlernt und geübt werden. Doch selbst die kleinen Fluchten lösen bereits kognitive Veränderungen aus. Die Aufmerksamkeit verlagert sich – weg von der eigenen Befindlichkeit hin zum Objekt der Tätigkeit. Die Gedanken bekommen einen Anker, und der rastlose Geist findet zur Ruhe.

Auf einen Blick

Fünf Tipps, wie Epigenetik Ihre Psyche stärkt

1. Sammeln Sie schöne Erlebnisse

Lieben, lachen, das Leben umarmen: Machen Sie aus Ihrem Alltag eine Galerie schöner Erlebnisse. Wer angenehme Erfahrungen sammelt (zum Beispiel ein spontaner Grillabend auf dem Balkon, ein Flirt an der Supermarktkasse, ein Saunanachmittag, ein Picknick im Park), wirkt subtil auf sein Epigenom ein. Kehren solche Reize oft genug wieder, schreiben sie sich fest in den Über-Code der DNA ein und stärken die Resilienz: Beispielsweise korreliert die Methylierung des MAO-A-Gens, das mit Angsterkrankungen und Depressionen in Verbindung steht, mit der Zahl der positiven oder negativen Lebensereignisse.[225] Oder etwas poetischer formuliert: »Ihre Gene belauschen jede Entscheidung, die Sie treffen«, wie der amerikanisch-indische Arzt und Bestsellerautor Deepak Chopra in seinem Buch *Super-Gene. Die neuesten Erkenntnisse aus der Neurowissenschaft für ein langes gesundes Leben* schreibt.[226] Tipp: Ein Dankbarkeitstagebuch kann dabei helfen, jeden Tag kleine und größere Erfolge zu sammeln.

2. Pflegen Sie Ihre Freundschaften

Die Mechanismen der DNA-Expression reagieren stark auf zwischenmenschliche Beziehungen. «Durch positive soziale Interaktionen (werden) Gene aktiviert, die die Freisetzung von Hormonen wie Oxytocin und Vasopressin fördern», schreibt Isabelle Mansuy.[227] Als prosoziale Moleküle reduzieren diese beiden Hormone Stress und Ängste. Damit wirken innige Partnerschaften, ein liebevolles Familienleben und belastbare Freundschaften wie ein Puffer gegen die unvermeidlichen Härten des Lebens. Umgekehrt führt Einsamkeit zu einem dauerhaft erhöhten Stressniveau, das Spuren ins Erbgut graviert. Aktuelle Analysen der sogenannten UK Biobank, einer biomedizinischen Datenbank und Forschungsressource aus England, zeigen, dass in den Neuronen von sozial isolierten Menschen Gene heruntergedimmt sind, die für die Mitochondrien – also die Zellkraftwerke – wichtig sind und damit für die Energieversorgung der Hirnzellen. Auch einige der bei Alzheimer gedämpften Gene zeigten sich bei sozial isolierten Menschen weniger aktiv.[228]

3. Gehen Sie in den »Herabschauenden Hund«

Entspannungsverfahren bringen Ruhe in Körper und Geist. Sie sind das Gegengift zu Multitasking, »Affengeschnatter« im Kopf und negativen Gefühlen. Ihre Wirksamkeit für viele stressbedingten Erkrankungen ist vielfach belegt. Wer regelmäßig Techniken wie Yoga, Tai Chi oder Autogenes Training praktiziert, erhöht sein Wohlbefinden, reduziert die Muskelspannung und lindert chronische Schmerzen.

Für Menschen mit Meditationserfahrung haben Forscher der Universität von Wisconsin-Madison sogar molekulare Veränderungen auf der Ebene der DNA nachgewiesen. Gene, die an Entzündungen beteiligt sind, waren nach einer intensiven mehrstündigen Vertiefungserfahrung herabgedimmt. Das führte dazu, dass sich die Probanden körperlich schneller von einem Stresstest erholten.[229]

Gut zu wissen: Der Weg zum »Loslassen« ist individuell. Für manche führt der Weg zur Entspannung eher über den Körper wie etwa bei Progressiver Muskelentspannung oder Yoga. Andere fühlen sich besser, wenn der Körper über den Geist zur Ruhe kommt wie bei der Meditation.

4. Hören Sie Mozart

Das hätte sich Wolfgang Amadeus bestimmt nicht träumen lassen. Sein Violinkonzert Nr. 3 G-Dur KV 216 verändert bei Zuhörern die Aktivität von Genen in Gehirnzellen, die an der Synthese von Dopamin beteiligt sind, dem Botenstoff, der Gefühle von Freude und Belohnung hervorruft. Finnische Forscher stießen auf diesen Zusammenhang.[230] Ihre Entdeckung liefert die Erklärung für ein Phänomen, das Liebhaber von Komponisten wie Mozart, Bach oder Tschaikowski allzu gut kennen. Deren Musik weckt Glückseligkeit, Genuss und Gefühle von Hoffnung und Bereicherung. Wichtig für die epigenetischen Effekte ist laut der Untersuchung ein gewisser Einklang mit dem musikalischen Werk. Die biochemischen Veränderungen an und neben dem Erbgut zeigten sich nur bei Personen mit geübtem Gehör. (Ein interessantes Phänomen, das sich auch bei der Meditationsstudie aus Punkt 2 zeigte: Eine gewisse Praxis ist Voraussetzung für epigenetische Effekte.)

5. Lassen Sie Ihre Traumata hinter sich

Niemand muss unnötig an Erlebnissen leiden, die die Seele beschweren. Auch das zeigt die Epigenetik. Eine Psychotherapie kann den molekularen Fußabdruck, den widrige Lebensereignisse an und neben dem Erbgut hinterlassen, erfolgreich rückgängig machen. Das demonstrierte die Freiburger Psychiaterin Katharina Domschke, als sie Patienten untersuchte, die ihre Panikattacken mit einer sechswöchigen kognitiven Verhaltenstherapie in den Griff bekamen. Bei den Betreffenden hatte sich der Methylierungsgrad des MAO-A-Gens, das bei Panikpatienten oft überaktiv ist, nach der Behandlung wieder auf das Niveau von Gesunden eingependelt. Gleiches gilt für eine Therapie mit Medikamenten.

Leider sind Psychotherapieplätze in Deutschland rar. Hilfe bei der Suche nach einem geeigneten Spezialisten bieten Krankenkassen oder die Terminservicestellen der Kassenärztlichen Vereinigungen.

ACHT

UMWELTVERSCHMUTZUNG – EINE BITTERE MITGIFT

WIE UMWELTGIFTE, FEINSTAUB UND RAUCHEN DEN EPIGENETISCHEN CODE VERÄNDERN …

Das Mittel war die Wunderwaffe seiner Zeit. In den Wohnungen hielt es Ameisen fern, die Äcker befreite es von Kartoffelkäfern und Konsorten, und in Asien und Südamerika drängte es durch die Bekämpfung der Anopheles-Mücken die Malaria zurück. In den USA und Europa wurde die Erkrankung nahezu komplett ausgerottet. Wer in den 1950er- und 1960er-Jahren Ungeziefer abwehren wollte, griff zu Dichlordiphenyltrichlorethan, kurz DDT. Die hohe Wirksamkeit bei Insekten und die geringe Toxizität für Säugetiere machten die Chemikalie weltweit zum am häufigsten verwendeten Pestizid. Bis klar wurde, dass sich DDT im Fettgewebe von Tieren und Menschen anreichert. Und dass es in höheren Konzentrationen ähnlich wirkt wie das weibliche Sexualhormon Östrogen. Vögel legten Eier mit zu dünnen Schalen, Seeadler oder Wanderfalke waren vom Aussterben bedroht. Das Insektizid geriet zunehmend in die Diskussion.

In den 1970er-Jahren ächteten die meisten Industrieländer DDT. Allerdings war das Mittel zu diesem Zeitpunkt längst in den Körpern von Millionen Menschen gelandet. Mit Folgen bis in die Gegenwart. Junge Frauen, deren Großmütter einst höhere Werte an DDT im Blut aufwiesen, sind bis zu dreimal häufiger fettleibig als andere. Außerdem tritt ihre Periode früher ein als üblich, bereits vor dem elften Lebensjahr.[231] Das offenbarte eine kalifornische Kohortenstudie, deren Anfänge mehr als ein halbes Jahrhundert zurückliegen. Für die Langzeituntersuchung rekrutierten US-Wissenschaftler zwischen 1959 und 1967, als DDT seine größte Verbreitung erreichte, gut 20 000 schwangere Frauen in und um San Francisco. In jedem Trimester sowie nach der Geburt untersuchten die Forscher Blut und Urin der Frauen. In den folgenden Jahrzehnten wurden zunächst die Töchter und später die Enkelinnen nach Größe, Gewicht und erstmaligem Einsetzen der Menstruation gefragt.

Ein anderes Gift, eine andere Erkrankung. Seit Jahren fällt Ärzten auf, dass sich bei neugeborenen Jungen ein Defekt namens »Hypospadie« häuft (gr. *hypó* [unter, darunter] und *spadṓn* [Riss, Spalte]). Bei dieser Entwicklungsstörung der Harnröhre mündet deren Ende nicht in der Eichelspitze, sondern unterhalb davon, gelegentlich sogar im Bereich des Penisschafts. Mit fünf von tausend Neugeborenen ist die Erkrankung die häufigste urogenitale Fehlbildung bei männlichen Babys. Als ein möglicher Auslöser gilt der Arzneistoff Diethylstilbestrol (DES), ein synthetisches Östrogen, das werdenden Müttern bis in die 1970er-Jahre verschrieben wurde, um Schwangerschaftskomplikationen zu vermeiden. Als sich herausstellte, dass die Einnahme bei manchen Kindern zu Anomalien im Genitaltrakt führte, wurde DES vom Markt genommen.

Genau wie beim Pestizid DDT war das Problem damit leider nicht aus der Welt. Mittlerweile kämpfen die Urenkel der Frauen damit, die das Mittel in den 1950er- und 1960er-Jahren verschrieben bekamen. Über epigenetische Instruktionen wurde der schädliche Einfluss des Medikaments von einer Generation an die nächste weitergereicht.

Das geht aus einer US-Studie hervor, die 2023 im Fachmagazin *Scientific Reports* erschien.[232] Für die Untersuchung entnahmen Wissenschaftler Gewebeproben aus der Vorhaut von Babys, die mit Hypospadie zur Welt kamen, und verglichen sie mit dem Penisgewebe von gesunden Neugeborenen. Lediglich bei Ersteren stießen sie auf epigenetische Modifikationen – bei den Buben mit intaktem Genital war die DNA-Methylierung frei von Auffälligkeiten. »Da epigenetische Veränderungen, die durch Medikamente wie dieses und andere Umweltgifte verursacht werden, epigenetisch vererbbar sind, werden sie leider oft von einer Generation an die nächste weitergegeben. Mit der Zeit können sich die schädlichen Auswirkungen fortsetzen und ausbreiten«, sagt der Biologe Michael Skinner von der Washington State University in Pullman, einer der Hauptautoren der Studie.[233]

Die schwierige Suche nach der Ursache

Ob Krebs, Diabetes oder Alzheimer-Demenz: Bei vielen Krankheiten finden Forscher epigenetische Auffälligkeiten in den Zellen der betroffenen Organe. Dennoch fällt es der Wissenschaft derzeit oft noch schwer, das Leiden eindeutig auf diese Modifikationen zurückzuführen. Das hat verschiedene Ursachen. Zum einen können sich DNA-Methylierungen über Jahre anhäufen und erst im Zusammenspiel die Gesundheit in Mitleidenschaft ziehen. Zudem unterscheiden sich Menschen in ihrem Epigenom. Das erschwert mitunter eine Aussage darüber, ob ein auffälliges Muster verantwortlich für die Erkrankung ist oder ob es vielleicht zum individuellen genetischen Ausdruck des Betreffenden gehört.

Nicht zuletzt kann die Erkrankung selbst eine epigenetische Veränderung auslösen. So führt beispielsweise der hohe Zuckerverbrauch von Krebszellen dazu, dass im Tumor vermehrt Stoffwechselprodukte entstehen, die wiederum epigenetische Modifikationen fördern.[234]

Und es gibt noch eine weitere Herausforderung: die Gewebespezifität. Ob Haut-, Leber- oder Knochenzelle – jeder dieser Mini-Körperbausteine besitzt seine eigenen epigenetischen Markierungen. Ein Umweltgift kann beispielsweise an einer Lungenzelle eine epigenetische Veränderung auslösen, die aber unentdeckt bleibt, wenn die Forscher eine Blutzelle ins Visier nehmen.

Das große Ziel der epigenetischen Grundlagenforschung in den nächsten Jahren besteht darin, zu entschlüsseln, wie die durch Umwelteinflüsse bedingten epigenetischen Modulationen mit einer möglichen Krankheitsauslösung in Zusammenhang stehen.

... UND NOCH BEI KINDERN UND ENKELN GESUNDHEITLICHE PROBLEME VERURSACHEN

Es gibt keinen Zweifel: Die Ablesefähigkeit von Genen wird durch chemische oder physikalische Umweltfaktoren verändert. Agrochemikalien, Kunststoffe oder Medikamente haben die Fähigkeit, die epigenetischen Marker in den Chromosomen zu modifizieren. Sie hinterlassen im Körper eine Signatur in Form von chemischen Anhängseln, mit der die Zelle die DNA-Moleküle und die Proteine in den Chromosomen versieht. Diese Narben auf der DNA können die eigene Anfälligkeit für Erkrankungen erhöhen – und sie werden teilweise an die Nachkommen vererbt. Treten die Epimutationen in Spermien und Eizellen auf, können sie als biologisches Vermächtnis noch Kindern und Enkeln schaden.

Keine angenehme Vorstellung zu wissen, dass die Umwelteinflüsse, denen unsere Eltern – womöglich unfreiwillig – ausgesetzt waren, unser eigenes Wohlergehen und das unserer Nachkommenschaft beeinflussen. Die epigenetische Vererbung liefert uns Einflüssen aus, über die wir nicht mitbestimmen können, und weicht die Grenzen zwischen den Generationen auf. Zugleich belastet sie uns mit einer Verantwortung für die Nachkommen, die die üblichen pädagogischen Pflichten übersteigt: Schließlich hängt die Gesundheit folgender Generationen teilweise von Entscheidungen ab, die wir treffen: »Unsere Erfahrungswelt, aber auch die Auslöser und Folgen unseres Handelns wirken weit über das eigene Leben hinaus«, schreibt der bereits mehrfach erwähnte Hamburger Biologe und Epigenetik-Experte Peter Spork in seinem Buch *Gesundheit ist kein Zufall.*[235]

Zum Glück geben wir auch viele gute Signale weiter. Wer zum Beispiel Sport treibt, verändert unter anderem die Genexpression von Erbfaktoren, die für den Schutz vor freien Radikalen gebraucht werden. Und auch solche erworbenen Merkmale gehen ein Stück weit auf die Nachkommen über, wie Tierexperimente lehren. Sogar Stress, den Frauen in der Schwangerschaft erleben, kann die Neugeborenen stärken, sofern die werdenden Mütter das Gefühl haben, dass sie die Herausforderung beherrschen (mehr dazu finden Sie in Kapitel sieben über Traumata und die »Vererbung von alten Wunden«).

Wohlbefinden und Widerstandskraft sind Teil des epigenetischen Reisegepäcks zwischen den Generationen. Wir sollten lernen, mit dieser Habe verantwortungsvoll umzugehen. Und das bedeutet, einen großen Bogen um Gifte zu machen, die sich möglicherweise als chemische Signaturen in die Familienbiografie einschreiben. Denn selbst wenn Brachialtoxine wie DDT oder DES mittlerweile verboten sind, existiert noch eine Vielzahl von bedenklichen Umweltchemikalien, deren schädliche Wirkung sich im Körper addieren kann. Und deren Auswirkungen sich womöglich erst bei der nächsten oder übernächsten Generation zeigen.

Auf einen Blick

Sechs verbreitete Umweltgifte und wie Sie sich davor schützen

1. Pestizide

Ackergifte sind allgegenwärtig in der konventionellen Landwirtschaft. Im Jahr 2020 wurden 283 Pestizidwirkstoffe in Deutschland eingesetzt, der Absatz beträgt mehr als 30 000 Tonnen.[236] Den größten Anteil bildet die Gruppe der Herbizide. Besonders umstritten ist der Unkrautvernichter Glyphosat. Spritzt man das in der EU bis Ende 2023 zugelassene Mittel trächtigen Ratten in hohen Dosen, leiden die zweite und dritte Generation der Tiere vermehrt an Erkrankungen von Hoden, Eierstöcken und Brustdrüse. Den direkt exponierten Nagern und ihrem Nachwuchs schadete das Herbizid hingegen offenbar nicht. Verantwortlich für diese Phänomene sind epigenetische Mechanismen, die über Spermien und Eizellen an die Nachkommen vererbt werden, vermuten die Forscher um den Biologen Michael Skinner von der Washington State University, die diese Ergebnisse 2019 im Fachjournal *Scientific Reports* präsentierten.[237]

So schützen Sie sich: Der Griff zu Bio-Lebensmitteln aus regionaler Produktion hilft, Schadstoffe auf dem Teller zu vermeiden. Steht ausschließlich Öko auf dem Speiseplan, bekommt der Körper so gut wie keine synthetischen Pestizide ab. Das beweisen Untersuchungen wie das regelmäßige Öko-Monitoring in Baden-Württemberg, bei dem Hunderte von Lebensmitteln auf belastende Rückstände hin analysiert werden.[238] Fairerweise muss erwähnt sein, dass auch bei konventionell erzeugtem Gemüse und Obst die Belastung mit Rückständen von Pestiziden seit Jahren zurückgeht.[239] Zudem ist der Einsatz von Pflanzenschutzmitteln gesetzlich geregelt, von der Zulassung bis zur Wartezeit, die zwischen Spritzen und Ernte einzuhalten ist.

2. Weichmacher

Fühlt sich Plastik beim Anfassen dehnbar und geschmeidig an und gibt es unter Druck nach, steckt vermutlich ein Weichmacher drin. Manche dieser Substanzen dünsten mit der Zeit aus und reichern sich in der Raumluft oder im Hausstaub an. In den Körper gelangt, schalten sie bei werdenden Müttern durch DNA-Methylierung Gene aus, die vor Allergien schützen. Die Folge: Das Immunsystem von Kindern kann aus dem Lot geraten.
Entdeckt haben das Wissenschaftler vom Umweltforschungszentrum Leipzig gemeinsam mit ihren Kollegen vom Deutschen Krebsforschungszentrum und der Uni Leipzig.[240] In den Genen von Schwangeren, die mit erhöhten Konzentrationen von sogenannten Phthalaten in Berührung kommen, hemmen Methylgruppen ein bestimmtes Repressor-Gen, das als Gegenspieler von allergiefördernden T-Helfer-2-Zellen funktioniert. Die TH2-Zellen sind ein Schlüsselfaktor für die Überempfindlichkeitsreaktionen und bei Allergikern im Übermaß vorhanden. Wird ihr Gegenspieler epigenetisch blockiert, steigt entsprechend das Risiko, dass das Immunsystem verrücktspielt. »Ist der Organismus während der frühen Entwicklungsphase Phthalaten ausgesetzt, kann das Auswirkungen auf das Krankheitsrisiko bis in die übernächste Generation haben«, erklärt der Umweltimmunologe Tobias Polte vom Umweltforschungszentrum Leipzig.

So schützen Sie sich: Versuchen Sie, PVC-Kunststoffe in der Wohnung zu reduzieren, und setzen Sie stattdessen auf andere Produkte, zum Beispiel aus Polyethylen (PE). Vor allem Weich-PVC ist eine Hauptquelle für Schadstoffe in Raumluft und Hausstaub.[241] Es steckt beispielsweise in Fußbodenbelägen, Fensterdichtungen, Elektrokabeln, aber auch Badewanneneinlagen und Duschvorhängen. Außerdem sollten Sie Lebensmittel vorsichtshalber lieber nicht in Frischhalteboxen aus Plastik lagern und Mineralwasser besser in Glasflaschen kaufen.

3. Konservierungsmittel

Die in der EU zugelassenen Zusatzstoffe für Lebensmittel gelten gemeinhin als unbedenklich. An dieser Gewissheit kratzt eine Zellstudie der Universität von Chicago, die das gängige Konservierungsmittel Natriumbenzoat (E 211) unter die Lupe nahm. Die Chemikalie, die Mayonnaisen und Marinaden haltbar macht, erhöht die Anlagerungen an Histonen – den Hüllproteinen der DNA – selbst in geringer Menge bis zum Fünfzigfachen.[242]

Die Anlagerungen betreffen Tausende Gene in den Zellen, darunter auch solche, die wichtige Stoffwechselwege regulieren wie den Zucker- und Insulinstoffwechsel. Ob das Konservierungsmittel auch bei Tieren oder gar beim Menschen epigenetische Veränderungen auslöst, ist damit nicht gesagt. Vernünftigerweise spricht die Zellstudie dafür, sich nicht mehr Natriumbenzoat und andere Zusätze auf den Teller zu laden als nötig.

So schützen Sie sich: Wer sich selbst an den Herd stellt und mit frischen Lebensmitteln kocht, nimmt weniger Zusatzstoffe zu sich. Denn die Konservierungsmittel, Geschmacksverstärker, Farbstoffe oder Süßungsmittel stecken vor allem in Fertiggerichten und vorverarbeiteten Produkten. Auch der Griff zu Bio-Ware re-

duziert die Aufnahme von Zusatzstoffen: Hier sind deutlich weniger Beigaben erlaubt.
Wichtig zu wissen: Im Allgemeinen gelten Zusatzstoffe als sicher und unbedenklich, wenn sie nicht gerade im Übermaß gegessen werden. Entscheidend für die Gesundheit ist das rechte Maß an Betroffenheit und Vorsicht. Übertriebene Obacht kann genauso krankmachend wirken wie die Umweltgifte selbst.

4. Rauchen

Der Konsum von Zigaretten schadet nicht nur den Rauchern selbst – und den Menschen im Umfeld –, er hinterlässt auch Narben im Erbgut von Babys. Wenn Mütter in der Schwangerschaft rauchen, beeinflussen die Tabakgifte die Genregulation des Ungeborenen dauerhaft. Die Spuren lassen sich im gesamten Erbgut an sogenannten Enhancer-Regionen nachweisen: speziellen Abschnitten auf der DNA mit verstärkender Funktion. Das kann das Risiko des Kindes erhöhen, Jahrzehnte später an Lungenleiden zu erkranken, selbst wenn es selbst nie eine Zigarette angerührt hat. Diese beunruhigende Entdeckung gelang einem Team aus Forschern vom Helmholtz-Zentrum für Umweltforschung in Leipzig, dem Deutschen Krebsforschungszentrum sowie der Uni Heidelberg.[243] Insgesamt fanden sich 400 Enhancer, die vom Tabakrauch betroffen sind. Diese regulieren Gene, die an Diabetes, Fettleibigkeit, Krebs und anderen Erkrankungen beteiligt sind.
So gelingt der Ausstieg aus der Sucht: Die meisten Experten empfehlen die Schlusspunktmethode. In Studien ist sie der Reduktionsmethode, bei der die Tabakmenge schrittweise minimiert wird, überlegen.[244] Der Ausstieg fällt vielen schwer, lässt sich aber erleichtern. Nikotinpflaster, Medikamente und verhaltenstherapeutische Nichtraucherkurse erhöhen die Erfolgsquote etwas. Man-

chen hilft Akupunktur oder Hypnose beim Entzug. Wichtig ist es auch, Utensilien wie Zigaretten, Aschenbecher oder Feuerzeuge aus der Wohnung zu verbannen und Familie und Freunde um Unterstützung zu bitten. Wer heimlich zu rauchen aufhört, fängt auch heimlich wieder an.

5. Feinstaub

Luftverschmutzung macht krank. Studien zeigen, dass Feinstaub für Herz und Gefäße ähnlich schädlich ist wie Rauchen.[245] Auch Lungenkrebs und Diabetes werden durch die ultrafeinen, in der Luft schwebenden Partikel begünstigt. Da kann es niemanden überraschen, dass die winzigen Teilchen auch die Ablesbarkeit der Gene beeinflussen. Einige epidemiologische Arbeiten verweisen darauf, dass sich Feinstaubverschmutzungen auf die DNA-Methylierung auswirken. Diese Veränderungen treten zum Teil schon vor Krankheitsbeginn auf und könnten den Wissenschaftlern der Forschungsgruppe Molekulare Epidemiologie an der Berliner Charité zufolge einen vorhersagenden Charakter haben.[246] Bei Neugeborenen lassen sich die Veränderungen selbst im Nabelschnurblut nachweisen.[247]

So schützen Sie sich: Für Stadtbewohner sind die Möglichkeiten begrenzt, Stickoxiden aus dem Weg zu gehen. Naheliegenderweise sollte man nicht an stark befahrenen Straßen joggen. Wer durch ein Gebiet mit hoher Feinstaubbelastung laufen muss, reduziert seine Belastung, indem er eine übriggebliebene FFP2-Maske aufzieht. In Wohnungen sollte Rauchen tabu sein – es ist die wichtigsten Quelle für Feinstaub in Innenräumen. Daneben gilt natürlich wie seit jeher: Wer das Auto öfter stehen lässt und auf Bus und S-Bahn umsteigt, trägt dazu bei, die Luftverschmutzung zu senken.

6. Kokain

Ähnlich wie das Suchtmittel Nikotin schadet auch Kokain dem Nachwuchs enorm. Kinder, deren Väter vor der Zeugung die Partydroge einnehmen, kämpfen vermehrt mit Lernstörungen. Die Droge, die ihr Erzeuger konsumiert hat, führt zu epigenetischen Veränderungen in ihrem Gehirn, die die Expression von Genen verändern, welche wichtig für die Gedächtnisbildung sind. Darunter leidet die synaptische Plastizität im Hippocampus, einem zentralen Ort im Gehirn für Lernen und räumliche Orientierung.

Es zeigte sich, dass die männlichen Nachkommen – aber nicht die weiblichen – von männlichen Ratten, denen man über einen längeren Zeitraum Kokain gab, sich nicht an Objekte erinnern konnten, die sie bereits erkundet hatten. Aber auch für weibliche Lebewesen gibt es ähnliche Befunde: Psychostimulanzien, die man Mäusen in der Schwangerschaft verabreichte, schadeten nicht nur dem Gehirn der Neugeborenen, sondern auch ihrer Bauchspeicheldrüse.

Das Ergebnis: eine reduzierte Insulinproduktion und ein lebenslang gestörter Blutzuckerhaushalt – und damit ein erhöhtes Risiko für Diabetes. Diese Mechanismen geben eindeutig Hinweise auf die Wirkungsweise von Drogen, die auch für Menschen bedeutsam sind, was ähnlich schon klinisch beobachtet wurde.

NEUN
SCHÖNHEIT VON INNEN – EINE EPIGENETISCHE GEBRAUCHSANWEISUNG FÜR DIE HAUT

DIE HAUT RÜCKWÄRTS ALTERN LASSEN – DEN YAMANAKA-FAKTOREN SEI DANK

In den oberen Zellschichten verlangsamt sich der Stoffwechsel, die Produktion des straffenden Kollagens nimmt ab, die Durchblutung lässt nach. All das passiert zunächst unmerklich – bis einem der Spiegel irgendwann die Folgen entgegenhält: Das Gesicht zeigt Falten und verliert Kontur. Der Lack ist ab. An keinem Organ lässt sich der Alterungsprozess so deutlich ablesen wie an unserer Körperhülle. Ab dreißig Jahren bilden sich meist die ersten Zeichen dieses Vorgangs – zarte Linien auf der Stirn und kleine Fältchen um die Augen etwa. Ab vierzig Jahren stellen die Fibroblasten in der Lederhaut allmählich ihren Dienst ein. Das bedeutet, die Zellen produzieren weniger elastische Kollagenfasern, die der Haut Spannkraft geben. Mit fünfzig Jahren schließlich macht sich die Schwerkraft bemerkbar. Zu Falten und Sonnenflecken tritt ein Verlust an Volumen. Und selbst wenn die »Face-Positivity«-Bewegung dazu aufruft, Makel zu mögen: Glücklich wird keiner mit Augenringen, Hängepartien und Falten.

Haut ist eben ein Hingucker. Und mehr: Die Haut gibt dem Körper Fasson. Als natürliche Barriere schützt sie den Organismus vor Kälte, Viren, UV-Strahlung und anderer Unbill. Ihr Unterhautfettgewebe puffert Stöße ab, die Knochen oder Organen schaden könnten. Die Sinneszellen in der Lederhaut lassen uns die Welt tastend erfahren. Als sichtbare Kontaktfläche zur Umgebung ist die Haut Visitenkarte. Sie verrät, was wir empfinden und wie es uns geht.

Die Haut lockt mit Düften und ist Medium der Lust: beinahe zwei Quadratmeter pure Sinnlichkeit. Kein Wunder, dass wir

Vitalität und Attraktivität dieses Organs mit allen Mitteln erhalten wollen: angefangen von Cremes, Lotionen und Salben bis hin zu Botox-Injektionen oder Unterspritzungen mit Fillern. Und in naher Zukunft womöglich mit Yamanaka-Faktoren. Yama... was? Nie gehört?

Yamanaka-Faktoren sind ein Schönheitsrezept, das den Namen verdient. Binnen zwei Wochen verwandeln diese Substanzen die Hautzellen einer 53-jährigen Frau in die Hautzellen einer Zwanzigjährigen. Derart verjüngt, produzieren die Fibroblasten wieder straffendes Kollagen, als habe ihre Besitzerin nicht eben die Wechseljahre hinter sich gebracht, sondern gerade erst das Abi. Werden die Hautzellen in einem Experiment verletzt, heilen sie dank der Yamanaka-Faktoren so schnell wie die eines jungen Menschen.

Der einzige Haken: Dieses Wundermittel gibt es nicht bei Douglas. Für die spektakuläre Reprogrammierung der Haut ist derzeit noch ein Labor nötig wie jenes, das der deutsche Molekularbiologe Wolf Reik im englischen Cambridge führt. Dort gelang es dem Wissenschaftler im Jahr 2022, den Alterungsprozess menschlicher Hautzellen auf Basis epigenetischer Marker um drei Jahrzehnte zurückzudrehen.[248]

Für diesen Coup nutzte Reik die biologische Korrekturvorrichtung, mit der der Stammzellforscher Shinya Yamanaka im Jahr 2006 weltweit Schlagzeilen machte und 2012 einen Nobelpreis einheimste (siehe dazu auch das abschließende Kapitel zehn: »Ausblick – Neue Therapien dank Epigenetik?«). Der japanische Mediziner zeigte damals an Mäusezellen, dass das Einschleusen von vier Steuerungsgenen namens Oct4, Sox2, Klf4 und c-Myc genügt, um normale Körperzellen und die genetische Information in ihrem Zellkern in den Zustand von embryonalen Stammzellen zurückzuverwandeln. Bei diesem aufwendigen Prozess, der fünfzig Tage Zeit benötigt, verwendete Yamanaka ein Virus, um die speziellen Moleküle in die Zellen zu schleusen. Anschließend wurden die Merkmale der ausdifferenzierten Zellen nach und nach gelöscht. Ihre Entwicklungsuhr lief sozusagen rückwärts. (Eine frühe Form dieser Technik wandte das schottische Team um Ian Wilmut und Keith Campbell 1996 bei »Dolly« an, dem Klonschaf, das aus einer erwachsenen Euterzelle und einer leeren Eizelle gezeugt wurde.)

Aus Alt mach Neu – beziehungsweise »induzierte pluripotente Stammzellen«, kurz IPS, wie die radikal verjüngten Körperzellen genannt werden. »Pluripotent« bedeutet, dass jede Stammzelle die Fähigkeit besitzt, sich in praktisch alle der etwa 280 Körperzelltypen zu entwickeln (lat. *plus* [mehr] und *potentia* [Vermögen]). Eizellen oder Embryonen werden bei solchem Vorgehen nicht mehr benötigt.

Ebendiese magische IPS-Technik machte sich der Epigenetik-Spezialist Wolf Reik zunutze, um die 53 Jahre alten weiblichen Hautzellen einem Anti-Aging-Bad in der Petrischale zu unterziehen. Allerdings beendete er die biochemische Prozedur bereits nach etwa dreizehn statt nach den üblichen fünfzig Tagen. Statt auf null zurückgestellt zu werden und ihre spezialisierte Funktion zu verlieren, gewannen die Hautzellen die Eigenschaften einer Zwanzigjährigen. Den Nachweis, dass die Hautzellen rückwärts gealtert waren, erbrachte der Forscher mithilfe der epigenetischen Uhr und weiteren molekularen Kennzeichen des Alterns. »Wir haben von so etwas geträumt. Viele Volkskrankheiten verschlimmern sich mit zunehmendem Alter, und der Gedanke daran, Menschen auf diese Weise zu helfen, ist super aufregend«, so Reik gegenüber BBC News.[249]

Die Forscher um Reik weisen auch auf Einschränkungen hin. Konkrete Anwendungen für das Jungbrunnen-Experiment sind noch einige Jahre entfernt, und genetische Veränderungen bergen ein Risiko für Krebs. Nichtsdestotrotz haben die Wissenschaftler mit ihrem Versuch in Cambridge das erste Mal in der Geschichte der Medizin gezeigt, dass eine schlichte menschliche Hautzelle sich dazu bewegen lässt, wie eine um Jahrzehnte verjüngte Zelle zu ticken. Unsere Haut birgt die DNA-Bauanleitung für ein Do-it-yourself-Lifting zeitlebens in ihren Zellkernen, selbst wenn wir fünfzig, sechzig oder siebzig Jahre alt sind.

Spezialisten wie der in diesem Buch bereits mehrfach erwähnte Harvard-Genetiker David Sinclair, der Entdecker der biologischen Alterungsuhr, sehen den Zeitpunkt nicht mehr fern, an dem sich die gesamte epigenetische Landschaft eines Organismus mithilfe der Yamanaka-Faktoren erneuern lässt: »Zellen, die während der Alterung ihre Identität verloren haben, können wieder zu ihrem wahren Ich zurückgeführt werden … Graue Haare würden verschwinden. Wunden würden schneller heilen. Falten würden sich glätten«, schreibt der Biologe in einem Beitrag für das Nachrichtenmagazin *Focus*.[250]

Sinclair verrät in dem Artikel auch, wie er sich diesen Prozess im Detail vorstellt. Sein Plan sieht vor, dass wir zunächst im Alter von etwa dreißig Jahren im Lauf einer Woche drei Spritzen erhalten. Die Injektionen bringen ein harmloses Trägervirus in den Körper, das vom Immunsystem nach kurzer Zeit abgebaut wird. Dieses Virus wiederum birgt eine Kombination von Yamanaka-Genen sowie eine Art chemischen Schalter, der später gezielt betätigt wird, um die schlummernden Verjüngungsfaktoren zu aktiveren. Dafür eignet sich beispielsweise das gut verträgliche Antibiotikum Doxycyclin.

»Mit Mitte 40, also in einem Alter, in dem wir die ersten Auswirkungen der Alterung spüren, wird uns einen Monat lang Doxycyclin verschrieben. Damit würde die Umprogrammierung der Gene eingeschaltet«, so Sinclair. Im Lauf des darauffolgenden Monats wird der Körper dank des Yamanaka-Protein-Cocktails in seinen Geweben einen Verjüngungsprozess erleben, verspricht der Genetiker: Die Altersuhr in den Zellen von Haut, aber auch von Muskeln, Leber oder Gehirn wird einen Sprung zurück machen. Wissen, Erfahrungen und Erinnerungen bleiben selbstverständlich erhalten.

Was klingt wie Science-Fiction, klappt mit Mäusen bereits prächtig, wie Forscher des Cellular Plasticity and Disease Laboratory am Institut für biomedizinische Forschung in Barcelona und des Salk Institute for Biological Sciences in San Diego gezeigt haben.[251]

DER LEBENSWANDEL PRÄGT DAS ÄUSSERE MEHR ALS DIE GENE

Die Aussichten für die Zukunft scheinen rosig. Derzeit gilt es allerdings noch, den Kampf gegen die Hautalterung unverändert selbst in die Hand zu nehmen. Die Voraussetzungen sind günstig. Denn die genetische Veranlagung – beispielsweise für einen besonders schnellen Kollagenabbau – entscheidet nur zu maximal 30 Prozent über das Erscheinungsbild. Der Lebenswandel prägt das Äußere mehr als die Gene. Wer raucht, zu wenig schläft, sich mies ernährt und ohne Sonnenschutz am Badeweiher liegt, riskiert, dass er mit fünfzig Jahren mehr Falten hat als eine chinesische Teigtasche.

Unter den schlechten Gewohnheiten bilden Sonnenbäder das Element, das am meisten Spuren hinterlässt. Bis zu 80 Prozent der sichtbaren Hautalterungsprozesse im Gesicht gehen auf das Konto der alltäglichen UV-Strahlung. Für vorzeitige Knitterfältchen sind vor allem die langwelligen UV-A-Strahlen verantwortlich, die in tiefere Hautschichten eindringen und dort die elastischen Fasern des Bindegewebes zerstören. Die sehr energiereiche UV-B-Strahlung hingegen wirkt direkt auf die Erbsubstanz der Hautzellen ein. Treffen die Strahlen auf das DNA-Molekül, wird die Energie von dem Erbmolekül absorbiert. Dabei können Bindungen zwischen Basenpaaren brechen und neue Verbindungen entstehen. Stimmt die Abfolge der DNA-Bausteine nicht mehr, wird ihre Information nicht mehr korrekt abgelesen.

Normalerweise verfügt der Körper zwar über Schutz- und Reparaturmechanismen, die solche Mutationen zuverlässig beheben. Doch die DNA-Polizei wird mit dem Alter nachlässiger, Erbgutschäden häufen sich an – und das Krebsrisiko wächst. Circa 250 000 Menschen erkranken jedes Jahr in Deutschland an Hautkrebs, und das bei steigender Tendenz. 15 Prozent haben bösartige Melanome. Die meisten Patienten erhalten die Diagnose »weißer Hautkrebs«, der als Basalzellkarzinom oder Plattenepithelkarzinom auftritt.

Der Unterschied zwischen Sonnen- und Altersfalten ist übrigens mit bloßem Auge sichtbar: Erstere sind bedeutend tiefer, weil mehr Kollagen abgebaut wird (laut Jean Krutmann, Dermatologe und Leiter des Leibniz-Instituts für umweltmedizinische Forschung[252]).

Wendet man den Blick von der Oberfläche ab und sieht schärfer hin bis tief hinein in die Zellkerne der Hautzellen, zeigt sich ein ähnliches Bild. Mit den Lebensjahren steigt die Zahl krebstypischer chemischer Veränderungen im Erbgut von Hautzellen. Das fanden Mitarbeiter des Deutschen Krebsforschungszentrums (DKFZ) in Heidelberg bereits vor einigen Jahren heraus. In einem Forschungsprojekt zusammen mit dem Unternehmen Beiersdorf untersuchten die Wissenschaftler, wie stark die DNA in alter und junger sowie in gebräunter und nichtgebräunter Haut methyliert ist. Das Anheften von Methylresten versiegelt bekanntlich das Erbmolekül: Wo sie zahlreich sind, kann die betreffende Gensequenz nicht mehr so gut abgelesen werden – der Erbfaktor wird stummgeschaltet. Bekannt ist auch, dass in Tumorzellen besonders häufig solche Gene stillgelegt sind, die die Krebsentstehung bremsen.

Erwartungsgemäß wies die DNA alter Haut in der DKFZ-Studie erheblich mehr Methylgruppen auf als das Erbmaterial eines jungen Organs. Die Forscher bezeichnen diesen Umstand als »Hypermethylierung«.

»Von der Hypermethylierung in alter Haut sind vor allem solche Gene betroffen, bei denen man sich vorstellen kann, dass sie etwas mit dem Altern der Haut zu tun haben: Gene, die die Straffheit der Haut beeinflussen, oder Gene, die mit der Überlebensfähigkeit von Zellen in Verbindung stehen«, wird Frank Lyko, Tumorbiologe und Leiter der Abteilung »Epigenetik« am DKFZ, in der Pressemitteilung zitiert.[253] Wichtig sei diese Entdeckung auch deshalb, weil die Methylierungsmuster von alten Hautzellen an jene Muster erinnerten, die man in den Zellen von Hautkrebspatienten fände. Lyko und seine Kollegen verglichen zudem die Genaktivität in gebräunter und blasser Haut und fanden auch hier Unterschiede. Die stets gebräunte Haut des äußeren Unterarms wies ein anderes Methylierungsmuster auf als die sonnengeschützte Haut vom inneren Oberarm.

Epigenetik-Spezialisten wie Lyko finden mit der Haut ein dankbares Objekt, um die Genaktivität der Zellen zu erforschen. Denn der Umstand, dass man der Körperhülle ihre Beschaffenheit ansieht, bietet die Möglichkeit, Alterswahrnehmung und Genaktivität in Beziehung zu setzen. Dazu kommt: Die Haut besteht aus scharf voneinander abgegrenzten Zellschichten, die in sich einheitlich aufgebaut sind. Damit lässt sich ihr Methylierungszustand besser untersuchen als etwa bei einer Blutprobe: Diese besteht aus vielen unterschiedlichen Zelltypen, die jeweils eigene Methylierungsmuster besitzen.

So weit, so spannend. Aber wo bleibt nun der konkrete Nutzen für diejenigen, die die Zeichen der Zeit gerne mithilfe der Epigenetik zurückdrehen möchten? Schließlich handelt es sich bei epigenetischen Modifikationen per definitionem um reversible chemische Veränderungen. In jeder Körperzelle ändern sich die DNA-Methylierung, die Histon-Modifikation und die nichtcodierende RNA regelmäßig. Auch in den Hautzellen. Wie lässt sich also das äußere Erscheinungsbild – ohne invasive medizinische Prozeduren oder Stammzellenmagie – auf jünger trimmen? Auf diese Frage gibt es zwei Antworten: eine naheliegende und eine überraschende. Die vergleichsweise banale Lösung besteht darin, unsere zarte Hülle vor den üblichen Verdächtigen wie Nikotin, Feinstaub oder UV-Strahlung zu schützen. Das verhindert weitere Schäden der Haut und verleiht ihren Selbstreparaturmechanismen die Möglichkeit, die Zeichen der Zeit zumindest ein Stück zurückzudrehen.

Ein Rauchstopp etwa führt dazu, dass sich die Durchblutung der Haut verbessert. Dieser Prozess setzt bereits zwanzig Minuten nach der letzten Kippe ein. Der einst fahle Teint wirkt frischer und rosiger, was spätestens nach etwa dreißig Tagen offenkundig wird, wenn sich die Epidermis erneuert hat. (Im Lauf eines achtzigjährigen Lebens wird die Oberhaut etwa tausendmal ausgetauscht). Mit dem wiederaufgebauten Eigenschutz verschwinden Hautunreinheiten. Falten lassen sich leider nicht wegzaubern. Doch immerhin schwinden die Augenringe, die durch die mangelnde Blutzirkulation in den dünnen Hautschichten entstanden waren. Damit kehrt ein wacher Blick zurück – das Gesicht wirkt ausgeruhter und vitaler.

Auch Sport, gesunde Ernährung und Stressabbau zahlen auf die Reparaturprozesse in unserer Körperhülle ein. Wie vielfach bewiesen und in diesem Buch ausführlich erklärt, beeinflusst eine gesunde Daseinsweise das Epigenom des Körpers effektiv zu unseren Gunsten. Und davon profitiert auch das äußere Erscheinungsbild.

KOSMETIKA, DIE HAUTZELLEN NEU PROGRAMMIEREN SOLLEN

Neben dem bewussten Lebensstil existiert seit wenigen Jahren noch ein zweiter Weg, die chemischen Muster auf der DNA der Hautzellen in Richtung Jugendlichkeit zu schubsen: epigenetisch wirksame Stoffe in Kosmetika. So gut wie alle Fabrikanten von Körperpflegeprodukten experimentieren mit kosmetischen und pharmazeutischen Formulierungen, die versprechen, »Schönmacher-Gene« zu aktivieren. Ermöglicht werden soll das unter anderem über Wirkstoffe, die für die Methylierung der DNA zuständige Enzyme ausbremsen. Die epigenetische Regulierung des Enzyms Tyrosinase beispielsweise reduziert einer Untersuchung zufolge die Bildung von lästigen Altersflecken.[254] Und das ganz ohne Chemie: Eine Substanz aus den Blättern des vietnamesischen Lansibaums (Lansium domesticum) unterdrückt die enzymatische Produktion des Hautpigments Melanin, was die dunklen Flecken reduziert.

Ein Extrakt aus Majoranblättern (Origanum majorana) wiederum stimuliert die Fibroblasten, also Bindegewebszellen, die für die Festigkeit und Dichte der Haut bedeutsam sind. Diese Zellen werden durch UV-Strahlung und den Alterungsprozess auch auf epigenetischer Ebene in ihrer DNA angegriffen. Obwohl sich der genetische Code in den Fibroblasten selbst nicht verändert, können einige Gene nicht mehr gelesen und exprimiert werden. Dadurch nimmt die metabolische Kapazität der Zellen ab, sie verlieren Vitalität und Kontraktilität. Das führt wiederum zu Kollagenschwund und nachlassender Hautdichte.

Diesen Verfallsprozess stoppt der Wirkstoff aus den Majoranblättern. Er hemmt die DNA-Methylierung der neutralisierten Gene und setzt die Genexpression extrazellulärer Bestandteile wie Kollagen wieder in Gang. Die Fibroblastenfabrik wird neu zum Leben erweckt, die Hautdichte nimmt um 18 Prozent zu, die Hautfestigkeit um 15 Prozent.[255]

Veröffentlicht wurden diese Zusammenhänge von Forschern des Chemiekonzerns BASF. Seit dem Jahr 2017 betreibt das Unternehmen eine interdisziplinäre Innovationsplattform für Epigenetik. Gemeinsam mit öffentlichen und privaten Forschungsinstituten suchen die Mitarbeiter des Unternehmensbereichs Care Chemicals nach Inhaltsstoffen, die durch Alterung oder Umwelt verursachte genetische Veränderungen in der Haut rückgängig machen.

Auch Firmen wie Beiersdorf, Janssen Cosmetics und andere renommierte Hersteller entwickeln Kosmetika, die die Hautzellen neu programmieren sollen. Etliche ihrer Produkte stehen bereits in den Regalen von Drogerien, Parfümerien und Apotheken. Erkennbar sind die Cremes in der Regel an Namenszusätzen wie »Epigen«, »Epigenetics« oder »Gen Expression«.

Erwähnt werden sollte allerdings auch, dass die Tiegel und Töpfe von Verbraucherschützern kritisch beäugt werden. Denn die Nachweise für die versprochenen Anti-Aging-Effekte stammen in der Regel aus der Petrischale oder allenfalls aus kleineren Untersuchungen mit einer Handvoll Probanden. Große repräsentative Studien, wie sie in der klinischen Arzneimittelforschung verlangt werden, sind bei Körperpflegeprodukten generell nicht üblich. Das betrifft auch die neuen »Epi-Kosmetika«. Im Zweifelsfall gilt also auch hier: einfach mal ausprobieren und sehen, ob's hilft.

Auf einen Blick

Fünf Tipps für eine gesunde Haut

1. Clever sonnen

Wer seine Gene jung halten möchte, muss UV-Schutz ernst nehmen. Die energiereiche Strahlung zählt zu den häufigsten Ursachen für Schäden am DNA-Erbmolekül. Auf der sicheren Seite ist, wer zwischen 11 und 15 Uhr direkte Sonne möglichst meidet. Dann ist die UV-Strahlung am intensivsten. Ansonsten hilft Eincremen mit Sonnenschutz: im Sommer tagsüber im Gesicht, im Freibad den ganzen Körper. Vier gehäufte Esslöffel Creme empfehlen die Experten des Bundesamts für Strahlenschutz, um sich von Kopf bis Fuß optimal zu schützen.[256] Wird zu wenig aufgetragen oder wird das Sonnenschutzmittel durch Abwaschen verringert, reduziert das den Lichtschutzfaktor (LSF). Der LSF gibt an, wie viel länger man sich der Sonne aussetzen kann, ohne einen Sonnenbrand zu bekommen. Rötet sich die Haut normalerweise nach zehn Minuten, verlängert ein LSF 20 diese Eigenschutzzeit um das Zwanzigfache.

2. Stress abbauen

Ein guter Umgang mit Stress tut auch der Haut gut. Das Alarmhormon Cortisol, das bei längerer psychischer Anspannung in der Nebennierenrinde gebildet wird, schwächt sonst die Barrierefunktion der Körperhülle. Ihre Eigenschaft, Feuchtigkeit zu speichern, sinkt. Außerdem wird die Zellerneuerung gebremst. Die Haut regeneriert nicht mehr so gut, und man sieht fahl und müde aus.

In einer amerikanischen Studie mit 186 Zwillingspaaren wurden Zwillinge, die eine Scheidung hinter sich gebracht hatten, gut zwei Jahre älter geschätzt als ihre verheirateten, allein lebenden oder verwitweten Geschwister.[257] Auch Menschen, die Antidepressiva eingenommen hatten, wirkten älter als ihr Zwillingsgeschwister. Leider lassen sich Ärger in der Partnerschaft und anderer Kummer im Leben oft nicht vermeiden. Umso wichtiger ist es, in stressigen Zeiten für Ausgleich, Ruhephasen und ausreichend Schlaf zu sorgen. Sonst kommen zu der Belastung auch noch Sorgenfalten im Gesicht.

3. Parabene vermeiden

Methylparaben, Propylparaben, Butylparaben – so oder so ähnlich heißen Parabene, die in Kosmetika vielfach als Konservierungsmittel eingesetzt werden (der Name leitet sich ab von der Bezeichnung »*Para*-Hydroxy*benz*oesäure«). Nehmen Schwangere diese Stoffe über die Haut auf, kann das später Übergewicht bei ihren Kindern auslösen. Der Effekt zeigt sich insbesondere bei Töchtern bis zum achten Lebensjahr.

Verantwortlich für dieses Phänomen sind epigenetische Mechanismen: Über die chemischen Anlagerungen an der DNA wird ein für das Hungergefühl wichtiges Gen namens Proopiomelanocortin (POMC) im Gehirn herunterreguliert. Das Sättigungsempfinden gerät aus der Balance, die Kinder essen über ihren Kalorienbedarf hinaus. Entdeckt hat diese Zusammenhänge ein Team um Wissenschaftler des Helmholtz-Zentrums für Umweltforschung (UFZ).[258]

4. Besser essen

Die Ernährung spielt eine wichtige Rolle für jugendliche Haut. Aus gesunden Fetten (zum Beispiel Omega-3-Fettsäuren in Seefischen, Walnüssen, Rapsöl) gewinnen Hautzellen eine Schutzschicht, die Keime und Schadstoffe abwehrt und Feuchtigkeit im Körper hält.

Die Spurenelemente Kupfer, Zink und Selen (etwa in Seefisch, Paranüssen, Sesam, Leinsamen) helfen, neue Hautzellen aufzubauen. Vitamin C (beispielsweise in roter Paprika, Kiwi, Sanddorn) unterstützt die Bildung von Kollagen, das die Haut straff hält. Als starkes Antioxidans fängt es freie Radikale ein, Sauerstoffmoleküle, die die Hautzellen attackieren.

Auch Carotinoide sind mächtige und hochwirksame Radikalenfänger. Lycopin aus Tomaten etwa kann zum Beispiel Zellveränderungen mildern, die von den UV-A-Strahlen ausgelöst werden.

5. Zur Krebsfrüherkennung gehen

Lassen Sie Ihre Körperhülle regelmäßig von Profis untersuchen. Ab 35 Jahren zahlen die gesetzlichen Krankenversicherungen alle zwei Jahre ein Hautkrebsscreening. Dabei nehmen geschulte Haus- und Hautärzte den Körper von Scheitel bis Sohle unter die Lupe – buchstäblich. Auch sonst gilt es, dem sensiblen Organ Aufmerksamkeit zu schenken. Warnzeichen sind Muttermale, die dicker werden, wachsen oder gar zu bluten beginnen. Auch eine scheinbar unauffällige, leicht raue Stelle, die ohne große Manipulationen zu bluten beginnt, muss untersucht werden. Sie könnten ein Anzeichen für weißen Hautkrebs sein. Alles, was nicht innerhalb von sechs Wochen wieder verschwindet, sollte der Facharzt sehen.

ZEHN
AUSBLICK – NEUE THERAPIEN DANK EPIGENETIK?

WIE DIE EPIGENETIK NEUE PERSPEKTIVEN FÜR DIAGNOSE UND THERAPIE DER GROSSEN VOLKSLEIDEN ERÖFFNET

Die Epigenetik revolutioniert unser Verständnis von Genetik. Gene sind plötzlich kein Schicksal mehr, sie sind ein gestaltbarer und veränderbarer Teil unseres Selbst. Die Epigenetik hat aber noch sehr viel weiter gehende Konsequenzen. Sie wird die gesamte Medizin verändern.

Am schnellsten wird sich das wahrscheinlich in der Krebsmedizin bemerkbar machen. Hier klassifiziert und behandelt man bösartige Tumoren traditionell danach, in welchem Organ sie als Erstes gefunden wurden – im Darm, in der Brust, in der Lunge oder der Prostata. Tatsache ist aber: Auch wenn sie im gleichen Organ entstanden sind, so können solche Krebsgeschwülste sich doch völlig unterschiedlich verhalten. Ob sie besonders aggressiv sind oder eher langsam wachsen, ob sie zu einem frühen Zeitpunkt metastasieren oder ob sie lange in ihren Organgrenzen bleiben, all das hängt insbesondere davon ab, welche genetische und epigenetische Prägung ein solcher Tumor hat. Diese Prägung entscheidet nicht zuletzt darüber, ob Behandlungen wie Chemo- oder Strahlentherapien anschlagen oder nicht. Die Krebsmedizin arbeitet derzeit intensiv daran, Tumoren künftig nach ihren genetischen und epigenetischen Besonderheiten zu klassifizieren. Das wird dann auch endlich in der Krebstherapie eine »personalisierte Behandlung« erlauben. Es ebnet nicht zuletzt den Weg zu einer »Impfung gegen den Krebs«.

Nun geht es in diesem Buch aber nicht in erster Linie um neue Krebstherapien, sondern um das Thema »Verjüngung«. Auch da haben wir gesehen, was die Epigenetik derzeit bereits leistet.

Aber dabei wird es ebenfalls nicht bleiben. Den Harvard-Genetiker David Sinclair haben wir schon kennengelernt als einen der weltweit führenden Bio-Gerontologen. Er hat sich der Epigenetik in ganz besonderer Weise verschrieben. Die meisten Altersforscher betrachten Altern als ein »multifaktorielles Geschehen«. Entscheidende Kriterien sind dabei zum Beispiel der oxidative Stress, chronisch niederschwellige Entzündungsprozesse, die Verkürzung der Telomeren, das allmähliche Versiegen der Stammzellen – und natürlich auch epigenetische Veränderungen.

Was Sinclair von anderen Forschern unterscheidet, ist die Tatsache, dass er diese epigenetischen Veränderungen nicht als *einen*, sondern als *den* wichtigsten Alterungsfaktor überhaupt ansieht. Sinclair spricht in diesem Zusammenhang von der »einheitlichen Informationstheorie des Alterns«.[259]

Wie wir schon angedeutet haben (siehe Kapitel zwei), versteht man das am besten, wenn man folgenden Vergleich heranzieht: Eine DVD ist eine Kunststoffscheibe, in die die gesamte Information eingeprägt wurde, die es uns erlaubt, beim Abspielen dieser DVD einen Spielfilm in voller Länge und höchster Qualität zu erleben. Spielen wir die DVD über einen längeren Zeitraum aber häufiger ab, so erleben wir, dass die Qualität der Wiedergabe leidet. Auf der Oberfläche der DVD sammeln sich kleine Kratzer und Verunreinigungen, die dazu führen, dass das anfangs klare Bild undeutlicher wird und wir auf unserem Bildschirm immer mehr ein Rauschen wahrnehmen. Die DVD ist gealtert.

Ganz ähnlich ist die Information für unser Leben in unserer DNA gespeichert. Die epigenetische Steuerung entscheidet darüber, ob und wie sie abgelesen wird. Je älter wir werden, umso unpräziser wird diese epigenetische Steuerung allerdings. Es kommt gehäuft zu Ablesefehlern, die unsere Gesundheit und Vitalität beeinträchtigen. Sinclair spricht in diesem Zusammenhang vom »epigenetischen Rauschen«. Auch bei einer alten DVD mit vielen Kratzern und Verunreinigungen ist aber die gesamte Information für den Spielfilm auch weiterhin auf der jeweiligen Disc enthalten. Mit aufwendigen Reinigungs- und Reparaturverfahren lassen sich die oberflächlichen Kratzer und Verschmutzungen häufig beseitigen. Und siehe da: Nach einer solchen Behandlung kann man sich den Film wieder in ursprünglicher Qualität ansehen. Genau so ist – so zumindest Sinclair – auch auf unserer DNA im Alter noch das gesamte Programm für ein gesundes junges Leben gespeichert. Gelingt es uns, die vielen kleinen epigenetischen Fehler (Kratzer) zu beseitigen, die sich im Laufe der Zeit angesammelt haben, lässt sich wie gesagt auch das epigenetische Rauschen rückgängig machen.

Der Effekt geht sogar noch weiter. Nicht allein die Lebensqualität nimmt zu, sondern auch die Lebensdauer. Sinclair hält für die nächsten zwanzig bis dreißig Jahre eine Zunahme der maximalen Lebenserwartung auf 150 bis 200 Jahre für möglich. Der Schlüsselbegriff dafür lautet »epigenetische Reprogrammierung«. Manchen klingt das ein bisschen zu sehr nach Science-Fiction. Sinclair wäre aber nicht der Top-Wissenschaftler, der er nun mal ist, wenn er es bei solchen Überlegungen im Bereich der Spekulation beließe.

Im Oktober 2020 veröffentlichten er und sein Team im renommierten Fachblatt *Nature* besagten Artikel, wonach blinde Mäuse nach der epigenetischen Reprogrammierung ihres Sehnervs ihre Sehfähigkeit zurückgewannen.[260] Der Artikel schlug in der wissenschaftlichen Welt ein wie eine Bombe. Erstmals war eine »epigenetische Therapie« erfolgreich angewandt worden.

Natürlich gelten auch hier die üblichen Einschränkungen. Nicht alles, was bei Mäusen funktioniert, funktioniert auch beim Menschen. Um das ganze Konzept auf ein sicheres Fundament zu stellen, braucht es weitere Studien. Diese sollten dann auch über einen längeren Beobachtungszeitraum durchgeführt werden, um eventuelle Nebenwirkungen auszuschließen. So ist es durchaus denkbar, dass epigenetisch reprogrammierte Zellen im weiteren Verlauf ihres Lebens ein höheres Entartungsrisiko aufweisen.

All das sind zurzeit noch offene Fragen. Dennoch haben Sinclair und sein Team schon einmal gezeigt: Epigenetische Reprogrammierung funktioniert. Damit ist der Weg geebnet von einer präventiven Medizin, die im Wesentlichen auf Schadensvermeidung ausgerichtet ist, hin zu einer regenerativen Medizin, die uns tatsächlich wieder »verjüngt«.

Befruchtend wirkt sich die Epigenetik auf viele Bereiche der Medizin aus, vor allem der Geriatrie. Stammzellen etwa sind seit vielen Jahren einer der großen Hoffnungsträger der Anti-Aging-Medizin. Ein großes Problem der Stammzellforschung war dabei lange Zeit folgendes: Um pluripotente Stammzellen zu nutzen, also solche, die sich noch in alle Gewebetypen differenzieren können, musste man auf menschliche Embryonen zurückgreifen. Die waren nur begrenzt verfügbar, und dass man sie für die Forschung einsetzte, rief auch heftigen Widerstand hervor. In Deutschland ist dies zum Beispiel durch das »Embryonenschutzgesetz« verboten. Eine Tatsache, die die Stammzellenforschung in unserem Land lange zurückwarf.

Im Jahr 2006 präsentierte der Japaner Shinya Yamanaka (siehe auch Kapitel zwei und neun) dann einer erstaunten Fachwelt seine Entdeckung, wonach auch ganz normale Körperzellen wieder in Stammzellen umgewandelt werden können.[261] Man musste dazu nur vier Gene – inzwischen als »Yamanaka-Faktoren« bekannt – umprogrammieren. Die bioethischen Probleme waren damit gelöst. Die sogenannten induzierten pluripotenten Stammzellen (iPS-Zellen) machten die embryonalen Stammzellen überflüssig. Nutzte Yamanaka anfangs noch Viren für die Umprogrammierung, so bedient man sich dafür inzwischen epigenetischer Verfahren. Wie gesagt erhielt Yamanaka im Jahr 2012 für seine bahnbrechende Forschung den Medizin-Nobelpreis. Ein schönes Beispiel dafür, wie Fortschritte auf dem Feld der Epigenetik sogar völlig andere Wissenschaftsfelder beflügeln.

Ein weiterer epigenetischer Mechanismus steht darüber hinaus in den Startlöchern, eine ganz eigene Medizinrevolution zu begründen. Sprechen wir derzeit über epigenetische Diagnostik und Therapie, so ist zumeist das Methylierungsmuster der Chromosomen gemeint. Die Methylgruppen wirken auf die DNA ja zumeist wie Stoppschilder. Horvaths epigenetische Uhr zur biologischen Altersbestimmung beruht darauf, Veränderungen dieser Methylierungsmuster zu analysieren. Sinclairs epigenetisches Rauschen und seine Konzepte zur epigenetischen Reprogrammierung beziehen sich ebenfalls auf die Methylierung.

Wir haben aber schon beschrieben, dass es noch zwei weitere Mechanismen der epigenetischen Steuerung gibt. Das eine ist die Histon-Modifikation, also die Veränderung an jenen Proteinen, auf die die DNA aufgerollt ist wie auf eine Kabeltrommel. Das andere ist die RNA-Interferenz, also die Eliminierung der Botenmoleküle, die die Erbinformation von der DNA ablesen und anschließend diese Informationen in die Zelle transportieren. Insbesondere dieser epigenetische Mechanismus hat offensichtlich das Potenzial, therapeutisch sehr effektiv genutzt zu werden und eine ganz neue Form von Medizin zu begründen.

Lange Zeit wurde die RNA unterschätzt. In der traditionellen Genetik war sie eigentlich nur für Hilfsdienste zuständig. Da war sie vor allem das Molekül, das die genetische Botschaft von der DNA ablas, um sie dann zu den entsprechenden Zellorganellen zu bringen, daher wie gesagt auch der Begriff »Messenger-DNA«. RNA ist aber sehr viel mehr als nur ein Botenstoff. Streng genommen steht sie sogar am Anfang des Lebens überhaupt. Noch bevor die ersten Einzeller entstanden, waren vor gut vier Milliarden Jahren RNA-Moleküle die erste Möglichkeit, chemische Informationen zu speichern. Damit wurden sie zu den wichtigsten Strukturelementen des sich gerade entwickelnden Lebens. Vor allem Viren nutzten diese Form eines Informationsträgers. Die meisten Viren sind auch heute noch RNA-Viren.

In eukaryonten Zellen, aus denen auch der menschliche Organismus besteht, ging die RNA dann eine Kooperation mit der stabileren DNA ein (gr. *eũ* [wohl, gut, schön, reich] und *kárion* [Nuss, Kern]; der Begriff »Eukaryonten« bezeichnet zusammenfassend alle Organismen, deren Zellen durch einen typischen Zellkern charakterisiert sind). Über ihre Botenrolle hinaus besitzt die RNA jedoch eine Vielzahl steuernder Funktionen für die Zellen. Es gibt eben nicht nur die Messenger-RNA (mRNA), sondern eine Vielzahl verschiedener RNAs, von denen die Mikro-RNA (miRNA) wahrscheinlich inzwischen am bekanntesten ist.

Bei der epigenetischen Steuerung spielt vor allen die RNA-Interferenz eine entscheidende Rolle. Wir haben diesen Mechanismus bereits beschrieben. Mit »Interferenz« bezeichnet man in der Physik das Phänomen, dass sich überlagernde Schallwellen gegenseitig aufheben können. Im konkreten Fall der RNA spricht man auch von Sense und Anti-Sense. Während die eigentliche Messenger-RNA die Information und damit den Sinn

(Sense) von der DNA abliest, bildet sich eine andere RNA in Form eines künstlichen Gegenstranges (Anti-Sense). Beide Moleküle verbinden sich zu einem Doppelstrang, was dann zur Folge hat, dass die eigentliche Information nicht mehr in ein Protein umgesetzt wird.

Wir haben es hier also mit dem faszinierenden Phänomen zu tun, dass genetische Informationen sogar dann noch verändert werden können, wenn sie bereits von der DNA abgelesen wurden. Das eröffnet vielfältige therapeutische Möglichkeiten, denn die RNA lässt sich mittlerweile im Labor relativ leicht nachbauen. Sie ist auch nur für einen begrenzten Zeitraum aktiv, bevor sie im Organismus wieder abgebaut wird. Das wiederum eröffnet die Möglichkeit, auf unsere Gene einzuwirken, ohne diese dauerhaft selbst zu verändern.

Die Tatsache, dass die DNA sich mehr und mehr als die eigentliche »Informations-Software« unseres Körpers erweist, kann man natürlich auch noch weitergehend nutzen. Man kann zum Beispiel die RNA im Labor mit Botschaften versehen, die ursprünglich auf der DNA gar nicht vorhanden sind. Die Möglichkeiten dieser neuen RNA-Medizin wurden der großen Öffentlichkeit erstmals bewusst, als während der Pandemie Firmen wie Biontech und Moderna (der Name steht übrigens für »modified RNA«) mit RNA-Impfstoffen auf den Markt kamen. Überraschend war dabei nicht zuletzt, wie schnell diese Impfstoffe entwickelt wurden und wie rasch sie auch an neue Virusvarianten angepasst werden konnten.

Auch wenn Biontech und Moderna durch die Corona-Impfung bekannt wurden, ist ihr eigentliches Kerngeschäft doch die Onkologie. Auch hier sind es also wieder die Krebserkrankungen, die zunächst im Visier der neuen Therapien stehen. Bei weltweit rund zwanzig Millionen Menschen, die jährlich neu an Krebs erkranken, und zehn Millionen, die daran versterben, ist das sicherlich auch ein Gebot der Stunde.

Ein wesentlich größerer Killer als der Krebs ist jedoch das Altern. An altersabhängigen Erkrankungen sterben weltweit 100 000 Menschen – und das jeden Tag. Epigenetische Therapien und die durch die entsprechende Forschung inspirierten neuen Medizinfelder – wie die Stammzell- und RNA-Medizin – eröffnen dabei die Möglichkeit, die »Krankheit Alter« endlich wirksam zu behandeln. Die epigenetische Revolution hat gerade erst begonnen …

ANHANG

ZUR INSPIRATION – SECHZEHN IDEEN FÜR EINE EPIGENETISCH PERFEKTE WOCHE

Was wir essen, ob wir uns ärgern, ob wir die Treppen nehmen oder den Aufzug: All das hat Einfluss auf das Epigenom. Solche Entscheidungen führen auf Zellebene beispielsweise dazu, dass Acetylgruppen bestimmte Chromosomenbereiche verändern, indem sie den Abstand zwischen den Histonen auflockern, also den DNA-»Wickelspulen« (das wird im Einführungskapitel beim Thema »Histon-Modifikation« näher beschrieben). Auf diese Weise werden DNA-Bereiche aktiviert, die bedeutsam sind für ein langes Leben und das seelische Gleichgewicht. In anderen Worten: Die Gene belauschen unser Verhalten 24/7.

Je öfter wir aus epigenetischer Sicht die richtige Wahl treffen, desto nachhaltiger schreibt sich der Lebensstil also in den Körper ein. Die Zellen ändern ihre Identität und bauen ein Gedächtnis auf. Mit dem Ergebnis, dass die biologische Uhr in unseren Geweben und Organen beginnt, rückwärts zu ticken.

Wie es Sport oder Ernährung im Detail gelingt, die Langlebigkeitsgene zu stimulieren, haben Sie in den vorangegangenen Kapiteln erfahren. Auf den folgenden Seiten möchten wir Ihnen noch einige epigenetische Inspirationen aus unterschiedlichen Lebensbereichen mit auf den Weg geben: lauter Vorschläge, die die Schalter und Dimmer in Ihren Genen in Richtung Zellerneuerung umlegen.

Versuchen Sie, möglichst viele Tipps aus unterschiedlichen Lebensbereichen in Ihren Alltag zu integrieren. In der Synergie entfalten die Effekte ihre volle Wirksamkeit. Die »Sechs Säulen der Epigenetik« bieten eine gute Orientierung, auf welche Bereiche es im Einzelnen ankommt.

Die sechs Säulen der Epigenetik

1. Nutri-Epigenetik: Die Rolle der Ernährung.
2. Physio-Epigenetik: Was Sport und Bewegung leisten.
3. Psycho-Epigenetik: Die Bedeutung von Stressabbau, Meditation und Schlaf.
4. Sozio-Epigenetik: Der Einfluss von Freunden, Familie und Kollegen auf das Epigenom.
5. Transgenerationale Epigenetik: Das Gesundheitserbe der Eltern und die eigene Verantwortung für die nächste Generation.
6. Umwelt-Epigenetik: Wie Giftstoffe oder UV-Strahlen auf das Epigenom wirken.

Montag

Morgens: Start mit Beeren

Gehören Sie noch zum Frühstücksteam »Weißbrötchen mit Marmelade«? Am besten mit Orangensaft? Versuchen Sie lieber, süße Kalorien auf den Sonntagsbrunch zu beschränken. Die Zuckermoleküle sind ein wichtiger Signalgeber des Stoffwechsels, das gilt auch für Fruktose. In flüssiger Form, also ohne die Ballaststoffe, die den Fruchtzucker im Obst begleiten, verändert die Fruktose im Tierversuch sogar Anlagerungen an die DNA von Gehirnzellen – mit der Folge, dass sich das Gedächtnis der Tiere verschlechterte.[262] Unter der Woche sind ein Chia-Pudding mit Beeren, ein kerniges Müsli mit Obst oder ein Sojajoghurt mit Früchten die besseren Frühstücksalternativen. Sie liefern epigenetisch wirksame Schlüsselmoleküle in Form von sekundären Pflanzenstoffen, B-Vitaminen oder Methionin. Mehr dazu lesen Sie in Kapitel drei über die Ernährung.

Mittags: Yoga für den Geist

Viele Firmen bieten Yogastunden oder Relaxkurse in der Lunchpause an. Nutzen Sie die Chance! Denn auch Gedanken und Gefühle steuern die Genexpression. Das bestuntersuchte Tool auf dem Gebiet der Psycho-Epigenetik ist die Meditation. Wer keine Zeit hat, diese heilsame Praxis in einem Kurs mit Lehrer einzuüben, lässt sich von einer App durch die Meditation führen. Es gibt verschiedene Anbieter, zum Teil übernehmen die Krankenkassen die Kosten für Kurse.

Dienstag

Morgens: Kaltstart in den Tag

Eine kalte Dusche morgens weckt nicht bloß die Lebensgeister, sie aktiviert auch die Hormesis: So nennt sich ein wichtiges Prinzip der Longevity-Medizin. Es besagt, dass bestimmte, wohl dosierte Stressreize dazu führen, dass der Körper als Gegenmittel die Produktion von Sirtuinen ankurbelt: also von Reparaturenzymen, die Schäden in der Zelle und der DNA beheben.

Mittags: Menü mit Epi-Effekt

Wie wäre es heute mit einem Brokkoli-Linsen-Salat, Lauchfrittata aus der Pfanne oder einer Miso-Suppe mit Tofu? Gerichte nach dieser Art bringen die Stars der epigenetischen Küche auf den Teller, nämlich grünes Gemüse, Kohl, Hülsenfrüchte, Soja oder Olivenöl. Aber auch Fisch und – in Maßen – Fleisch zählen. Sie liefern wichtige Aminosäuren, die epigenetische Mechanismen unterstützen.

Abends: Routine im Bett

Falls Sie schlecht in den Schlaf finden, wirken kleine abendliche Rituale oft Wunder. Ein Buch, die Lieblingsserie, tiefe Atemübungen, ein Kopfstand – es zählt, was hilft. Die abendliche Routine trennt den Tag von der Nacht und signalisiert dem Körper, dass die Bettzeit näher rückt. Daraufhin entspannt sich das Nervensystem. Und der Organismus produziert beruhigendes Serotonin, das in der Zirbeldrüse in das Nachthormon Melatonin umgewandelt wird. Wichtig dabei: Damit der Schlaf-Hack funktioniert, muss man diese Routine eine Zeit lang regelmäßig praktizieren.

Mittwoch

Nachmittags: Teatime in Farbe

Zeit für eine weitere Tasse Grüntee. Dieses Heißgetränk ist der Zaubertrank der Epigenetik. Damit der Tee Wirkstoffe und Geschmack voll entfaltet, kommt es auf die Zubereitung an. So geht's: Wasser wie gewohnt kochen, dann etwa 5 Minuten warten, bis es auf 60 bis 80 °C abgekühlt ist. Tee anschließend 1 bis 2 Minuten ziehen lassen. Wer offene Blätter verwendet, nimmt 1 TL pro Tasse beziehungsweise 3 bis 4 TL pro Liter.

Abends: Eine Runde Sport

Heute geht's in die Laufschuhe (es dürfen auch Tennis-, Aerobic-, Fitness-, Fußball-, Egal-welcher-Sport-Schuhe sein). Die Art des Trainings ist nämlich zweitrangig; es zählt vor allem, dass das Work-out Spaß macht – nur so bleibt man dran. Und Regelmäßigkeit ist das A und O. Wer die Einsamkeit des Joggers oder Schwimmers scheut, findet sicherlich einen Turnverein ums Eck oder trainiert mit Gleichgesinnten. In beiden Fällen profitieren gesellige Sportler zusätzlich von den gesundheitsförderlichen Auswirkungen aus dem Bereich der Sozio-Epigenetik.

Ein weiterer Bonuseffekt, den Sport auf das Erbgut hat – neben den im Buch beschriebenen Auswirkungen auf das Methylierungsmuster unterschiedlichster Gene –, betrifft die Enden der Chromosomen. Hier sitzen die als »Telomere« bezeichneten Kappen, die sich mit jeder Zellteilung verkürzen, bis sie irgendwann zu klein werden, um die DNA zu schützen. Ihre Länge gilt ähnlich wie die epigenetische Uhr als wichtiger Biomarker für das biologische Alter. Menschen, die viel auf den Beinen sind, haben längere und um Jahre jünger wirkende Telomere als Menschen, die viel auf dem Po verharren.

Donnerstag

Morgens: Test auf Pfunde

Haben Sie noch eine Waage im Bad herumstehen? Dann treten Sie das Ding vor dem Frühstück doch mal mit Füßen. Als Richtwert, ob das Gewicht im grünen Bereich liegt, dient der Body-Mass-Index (BMI). Den errechnen Sie nach der Formel »Körpergewicht (in kg) geteilt durch Körpergröße (in m) zum Quadrat«. (Leichter geht es mit den BMI-Rechnern im Internet). Das Normalgewicht liegt in einem Bereich von 18,5 bis 24,9. Bei einem BMI von 25 geht Übergewicht los, bei 30 Adipositas. Beides ist aus epigenetischer Sicht schlecht: Ein erhöhter BMI beeinflusst das Aktivitätsmuster etlicher Gene negativ.

Nachmittags: Liebe für die Nächsten

Reservieren Sie einmal am Tag bewusst Zeit, um Ihren Kindern Zuneigung zu schenken. Es geht darum, den Jüngsten zu zeigen, dass sie geliebt werden. Das kann durch Kuscheln und körperliche Nähe passieren, mit gemeinsamen Spielen oder schlichtweg, indem der Nachwuchs machen darf, worauf er Lust hat. Kinder können auf solche Erlebnisse nicht verzichten: Die intensive Zuwendung setzt Marker an ihrem Erbgut, die sich positiv auf ihr ganzes Erwachsenenleben auswirken.

Abends: Diät auf Teilzeit

Heute Abend bleibt die Küche kalt und der Magen leer. Das intermittierende Fasten mit einer Nahrungskarenz von mindestens sechzehn Stunden lässt die Körperzellen epigenetisch in eine Art Lebensverlängerungsprogramm wechseln. Statt sich im üblichen Tempo zu teilen – mit jeder Teilung altern die Zelle und ihr Mensch –, investiert die Zelle in die Produktion von Substanzen, die ihre epigenetische Software stabilisieren.

Wer es nicht schafft, zwischen 16 Uhr nachmittags und 8 Uhr am nächsten Morgen zu hungern, für den gibt es neuerdings eine clevere Alternative zum Intervallfasten: das sogenannte Scheinfasten. Bei dieser Fünf-Tage-Diät aus den USA liefern drei feste, aber kleine Mahlzeiten zwischen 800 und 1100 Kilokalorien am Tag. Durch die spezielle Zusammenstellung der Nährstoffe wechselt der Körper trotz Nahrungsaufnahme in den Fastenmodus, wie sich in hochwertigen Studien gezeigt hat. (Die Autoren dieses Epigenetik-Sachbuchs haben zwei Ratgeber zum Thema Scheinfasten geschrieben; Näheres dazu finden Sie weiter unten im Abschnitt »Bücher und Links, die weiterhelfen«.)

Freitag

Vormittag: Check auf Plastik

Der Wochenendeinkauf steht bevor: eine gute Gelegenheit, den Haushalt auf Produkte mit epigenetisch aktiven Weichmachern und ähnlichen Substanzen zu scannen und die endokrinen Störenfriede auf dem Wertstoffhof zu entsorgen. Wer auf Nummer sicher gehen will, packt selbst Joghurtbecher und Trinkflaschen aus Plastik in den Müll und wechselt zukünftig auf Glasbehältnisse.

Wie eine Laborstudie der Forschungsgruppe PlastX zeigte, bestehen solche Alltagsgegenstände häufig aus einem Mix an Chemikalien, von denen sich die meisten nicht identifizieren ließen.[263] (Eine Ausnahme bilden beispielsweise die Kunststoffe PET und HDPE, die als sicher gelten.) Am besten, Sie kaufen Lebensmittel nach Möglichkeit unverpackt ein. Selbst biobasierte Kunststoffe wie Polymilchsäure sind laut Verbraucherschützern nicht unbedingt sicherer.

Mittags: Quickie für die Beine

Heute keine Zeit für Sport? Dann tut es auch ein flotter zwanzigminütiger Spaziergang nach dem Lunch. Treppensteigen, mit dem Bike ins Büro, die Einkäufe zu Fuß schleppen – alles, was Muskeln aktiviert, zahlt auf das Bewegungskonto ein.

Abends: Brot und Spiele

Während der Pandemie erlebten »Kniffel«- oder »Activity«-Abende mit der Familie oder mit engen Freunden ein Revival. Gut so: Lustige Spieleabende sind das schönste Gegengift zu sozialem Stress und Einsamkeit. Die Sozio-Epigenetik zeigt, dass Harmonie im familiären, sozialen und beruflichen Netzen im Gehirn die Produktion von Oxytocin und Dopamin fördert – also von Botenstoffen, die Freude und Wohlbefinden vermitteln.

Samstag

Vormittags: Blick aufs Positive

Am Ende der Woche wird es Zeit für eine kleine Bilanz – wobei sich der Fokus ausschließlich auf das Schöne und Gute richten darf. Notieren Sie, was Ihnen in den vergangenen Tagen alles Grund gab, dankbar zu sein: eine nette Begegnung, die Gesundheit der Familie, der schöne Biergartenabend … Sieben bis zehn Punkte genügen. Regelmäßig ausgeführt, im Idealfall zunächst täglich, öffnen solche Dankbarkeitsübungen den Blick automatisch für die wertvollen Seiten des Lebens. Positive Gedanken, Wertschätzung und Zuversicht justieren die Gene im Gehirn neu. Das reduziert Stress und negative Gefühle.

Mittags: Glück im Grünen

T-Shirt-Wetter, die Sonne scheint – nichts wie raus ins Freie. Das Schwimmen im Badeweiher oder das Biken durch die Pampa bringt uns wieder in Kontakt mit uns selbst. Die Bewegung unter natürlichen Lichtverhältnissen poliert die Kratzer in den Genen weg, die Stress und Reizüberflutung im Lauf der Arbeitswoche gesetzt haben. Beinahe ein Viertel der circa 23 000 Gene des Menschen reagiert auf die Jahreszeit. Diese Erbfaktoren sind im Sommer – oder aber im Winter – aktiver als im Rest des Jahres. Das wirkt sich nicht nur auf Immunzellen aus, sondern auch auf die Zusammensetzung von Blut und Fettgewebe.[264] Wichtig dabei: Damit unser Lieblingsgestirn keine Schäden an der DNA der Hautzellen anrichtet, bitte auf ausreichend Sonnenschutz achten.

Sonntag

Mittags: Generationen im Gespräch

Wieso den Sonntagsbrunch bei den Eltern nicht mal für eine entspannte Konversation über transgenerationale Epigenetik nutzen? Schließlich sprechen viele Anzeichen dafür, dass nicht nur ihre DNA, sondern auch ihre vererbten epigenetischen Informationen über die Regulation unserer Gene mitbestimmen. Auf diese Weise können ihre Krankheiten, Traumata und ihr Lebensstil eine negative oder positive Auswirkung auf unser eigenes Leben haben. Womöglich hilft das Wissen über die Lebensweise der Eltern, ungünstiges Verhalten innerhalb der Generationenfolge zu durchbrechen oder günstige Eigenarten weiterzugeben?

LEXIKON – DIE WICHTIGSTEN BEGRIFFE RUND UM DIE EPIGENETIK

Acetylierung: ein bedeutender epigenetischer Mechanismus. Bei der Acetylierung von Histonen lagert sich eine Atomgruppierung an die Histon-Proteine, die den langen DNA-Faden im Zellkern verpacken und schützen. Auf diese Weise wird die DNA an bestimmten Stellen gelockert, und die Gene werden ablesbar.

Allele: die unterschiedlichen Varianten eines Gens an einer bestimmten Stelle eines Chromosoms. Wenn ein Gen mehr als eine Ausprägung haben kann, gibt es mehr als ein Allel. Unterschiedliche Augenfarben gehen darauf zurück, dass das Gen, welches für die Farbe verantwortlich ist, in verschiedenen Allelen existiert.

Aminosäuren: Moleküle, aus denen Proteine bestehen, die der Körper für eine Vielzahl von Aufgaben benötigt. Beim Menschen gibt es 21 Aminosäuren, die dem Aufbau von Proteinen dienen. Manche kann der Körper selbst herstellen, andere muss er über Nahrungseiweiße aufnehmen.

Basen: die Buchstaben des genetischen Codes. Die vier Bausteinen der DNA heißen Adenin (A), Cytosin (C), Guanin (G) und Thymin (T). Jeweils drei Basen (»Triplett«) codieren immer für die gleiche Aminosäure.

Chromatin: die verpackte Form des Erbmoleküls DNA. Das Chromatin bildet einen Komplex aus DNA, Histonen und weiteren Proteinen, die die Erbsubstanz komprimieren können. Chromatin ist das Material, aus dem die Chromosomen aufgebaut sind.

Chromosom: die komprimierte Form des Erbmoleküls DNA, die durch Faltung des Chromatinfadens entsteht. Menschliche Körperzellen besitzen 46 Chromosomen im Zellkern. Zwei Chromosomen bilden zusammen ein Chromosomenpaar, auf dem jeweils die gleichen Gene liegen. Ein Chromosom enthält mehrere hundert bis mehrere tausend Gene.

DNA: der Träger der Erbinformation, also der Gene. Die Desoxyribonukleinsäure (eigentlich DNS, aber im normalen Sprachgebrauch englisch [Acid] abgekürzt) besteht aus langen Ketten von Nukleotiden, die in einer sogenannten Doppelhelix vorliegen.

Doppelhelix: die dreidimensional gewundene Struktur der DNA. Die beiden Stränge der Doppelhelix werden von Nukleotiden gebildet, die sich wie eine Strickleiter um die eigene Achse drehen. Basen verbinden die Stränge.

Enhancer: kleine Abschnitte auf der DNA, die die Genregulation erhöhen. Das Gegenteil von Enhancern (engl. *enhance* [verstärken]) sind Silencer (engl. *to silence* [zum Schweigen bringen]), die die Genexpression hemmen.

Epigenetik: das Teilgebiet der Biologie, das sich damit beschäftigt, wie und warum Gene ein- und ausgeschaltet werden, ohne dass sich die DNA-Sequenz ändert (gr. *epí* [auf, dazu, außerdem]).

Epigenom: die Gesamtheit der epigenetischen Informationen, die festlegen, welche Gene in einer Zelle aktiv sind. In Abgrenzung zum Genom wird das Epigenom auch als »zweiter Code« bezeichnet.

Gen: ein Abschnitt auf der DNA eines Chromosoms, der den Bauplan für ein Protein enthält. Die Erbanlagen bestimmen Aussehen, aber auch Körperfunktionen und Stoffwechsel eines Lebewesens. Das Humangenom enthält circa 23 000 Gene.

Genetik: das Teilgebiet der Biologie, das sich mit dem Aufbau, der Funktion und der Weitervererbung von Genen befasst.

Genom: die Gesamtheit aller Gene eines Lebewesens. Das Erbgut enthält die komplette Information, die zur Entwicklung eines Lebewesens und zur Ausprägung seiner spezifischen Eigenschaften nötig ist.

Genotyp: die genetische Ausstattung eines Lebewesens. Wird oft auch als »Erbbild« bezeichnet. Der Genotyp liefert die Information für die Ausprägung des Phänotyps, also für das äußere Erscheinungsbild eines Organismus.
Histone: bestimmte Proteine, die als Bestandteil des Chromatins für die »Verpackung« der DNA zuständig sind. Das durch Histone komprimierte DNA-Molekül ist vielfach kompakter als die unverpackte DNA. Die Histon-Modifikation gehört zu den wichtigsten epigenetischen Veränderungen.
Meiose: die spezielle Teilung der Geschlechtszellen. Bei der Meiose entstehen aus Mutterzellen mit einem doppelten Chromosomensatz Keimzellen mit einem einfachen Chromosomensatz.
Mendel'sche Regeln: nach ihrem Entdecker Gregor Mendel (1822–1884) benannte Vererbungsregeln. Sie beschreiben, nach welchen Regelmäßigkeiten die Vererbung von Merkmalen läuft, deren Ausprägung von lediglich einem Gen bestimmt wird. Mendel führte seine Forschungen vor allem an der Gartenerbse Pisum sativum durch.
Methylierung: der wichtigste epigenetische Mechanismus, um die Genaktivität zu steuern. Bei der Methylierung werden Methylgruppen ($-CH_3$) durch Enzyme an ausgewählte DNA-Basen angeheftet. Diese Markierungen schalten bestimmte Gene stumm, ohne die DNA-Sequenz zu verändern.
Mitose: der Prozess der Zellteilung, der Organismen das Wachstum ermöglicht. Bei der Mitose werden die verdoppelten Chromosomen einer Mutterzelle gleichmäßig voneinander getrennt. So entstehen zwei genetisch identische Tochterzellen.
mRNA: das Transportmolekül für den Bauplan von Proteinen. Die Messenger- oder Boten-RNA kopiert die in einem Gen auf der DNA liegende Information und trägt sie zum Ribosom außer-

halb des Zellkerns. Die Ribosomen stellen das entsprechende Protein her.

Mutation: eine dauerhafte Veränderung der Erbinformation innerhalb eines Gens aufgrund von Veränderungen in der Basensequenz. Mutationen können durch Fehler bei der Replikation entstehen oder durch die Einwirkung von äußeren Faktoren wie UV-Strahlung.

Nukleotid: der kleinste Baustein von DNA und RNA. Ein Nukleotid besteht aus drei Bestandteilen: einem Zuckermolekül, einer Phosphatgruppe sowie einer Base.

Phänotyp: die Summe aller beobachtbaren Merkmale eines Organismus. Der Phänotyp beschreibt neben dem äußeren Erscheinungsbild eines Organismus – etwa Körpergröße – auch bestimmte Verhaltensweisen. Er hängt von Genotyp und Umwelteinflüssen ab.

Proteine: die wichtigste Stoffklasse im menschlichen Körper. Das aus Aminosäuren aufgebaute Molekül liefert Baumaterial für Muskeln, Bindegewebe, Haut und andere Organe. Auch für die Herstellung von Enzymen und Hormonen werden Eiweiße benötigt. Der Bauplan für Proteine ist im Zellkern als DNA abgelegt.

Replikation: die identische Vervielfältigung der DNA. Die Replikation dient dazu, den Chromosomensatz vor der Zellteilung zu verdoppeln, damit die neue Zelle die vollständige Erbinformation erhält.

EPIGENETISCHE ALTERSUHREN

Epigenetische Uhren gelten als Goldstandard zur Bestimmung des biologischen Alters. Neben den Analysen, die Wissenschaftler in der Grundlagenforschung einsetzen, etwa um den verjüngenden Effekt einer Ernährungsumstellung zu messen, gibt es zunehmend auch Selbsttests für zu Hause. Die Anwendung ist simpel: Man bestellt das Testkit, gibt etwas Speichel oder einen Tropfen Blut auf ein Trägermaterial und schickt das Ganze im vorfrankierten Umschlag an das Labor. Dort wird aus den Proben zunächst die DNA extrahiert. Eine genetische Analyse liefert anschließend die Informationen über den Methylierungszustand des Erbmoleküls. Dieses Profil wird mit den Daten einer repräsentativen Kontrollgruppe verglichen, um den Stand der Zellalterung möglichst präzise einzuschätzen. Eine Software schließt dann auf das biologische Alter. Nachdem die epigenetische Analyse abgeschlossen ist, erhalten die Kunden ihr Ergebnis sowie persönliche Handlungsempfehlungen. Der gesamte Prozess dauert etwa vier bis acht Wochen, je nach Labor.

Die Anbieter dieser Lifestyle-Produkte nutzen das gleiche Prinzip wie die bekannte Horvath's Clock, werten aber andere epigenetische Schalter aus. Wie präzise die Schätzungen des biologischen Alters sind, wird in der Regel nicht mitgeteilt. Wiederholt ausgeführt, ermöglicht der epigenetische Selbstcheck, die Auswirkungen der eigenen Lebensweise langfristig zu verfolgen (unverbindliche Preisangaben: Stand Sommer 2023).

neotes bioAge Test

Preis: 299,00 Euro

Grundlage: Blutprobe aus dem Finger

Besonderheit: Der Test wird laut Hersteller auch in der Grundlagenforschung und Medikamentenentwicklung genutzt. Er misst insgesamt 850 000 Methylierungsstellen und kombiniert für die Errechnung des biologischen Alters mehrere »Age Clocks«. Das Standardpaket enthält Einblicke in das epigenetische Fitness- und Ernährungsprofil. Das Premium-Paket bietet zusätzlich eine ärztliche Beratung zu den Testergebnissen an.

Anbieter: neotes GmbH, Immanuelkirchstraße 14, 10405 Berlin, Telefon: +49 30 44039720, E-Mail: cs@neotes.care, https://neotes.com

»epiAge« – epigenetischer Alterstest

Preis: 199,95 Euro

Grundlage: Speicheltest

Besonderheit: Der Test wurde laut Herstellerangaben an der McGill-Universität im kanadischen Montreal im Biotech-Labor von Moshe Szyf entwickelt, einem der weltweit führenden Epigenetiker. Für die Bestimmung des biologischen Alters werden dreizehn spezifische CpG-Inseln auf der DNA mithilfe einer Sequenzierungstechnik bestimmt, die zuvor der biochemischen wissenschaftlichen Forschung vorbehalten war.

Anbieter: MoleQlar GmbH, Französische Straße 20, 10117 Berlin, www.moleqlar.de

Cerascreen Genetic Age Test

Preis: 194,00 Euro

Grundlage: Speicheltest

Besonderheit: Der Cerascreen-Check basiert auf einem epigenetischen Test, der am Fraunhofer-Institut für Molekularbiologie und Angewandte Ökologie entwickelt wurde. Auch für die Künstliche-Intelligenz-Software, die die Daten auswertet, standen Wissenschaftler des Fraunhofer-Instituts Pate.

Anbieter: Cerascreen GmbH, Güterbahnhofstraße 16, 19059 Schwerin, Telefon: + 49 32 221851990, www.cerascreen.de

»Do not age« Biological Age Test Kit

Preis: 195,00 Euro

Grundlage: Speicheltest

Besonderheit: Das Testkit verwendet die Plattform von Muhdo Health. Das Gesundheitsunternehmen aus Großbritannien war laut Eigenangaben der erste Anbieter von epigenetischen Tests für Privatkunden.

Anbieter: LiveHelfi, Loopkantstraat 25, 5405 AC Uden, Niederlande, E-Mail: service@livehelfi.com, https://livehelfi.com

LEBENSMITTEL-INHALTSSTOFFE, DIE DIE SIRTUINE AKTIVIEREN

Rund zwanzig Moleküle im Pflanzenreich verfügen über die Eigenschaft, im menschlichen Körper Sirtuine anzuknipsen. Zur Erinnerung: Sirtuine sind Reparaturenzyme, die das Epigenom stabilisieren. Das gelingt ihnen, indem sie die vielen Mikroschäden an den epigenetischen Markierungen auf der DNA beseitigen, die sich im Lauf des Lebens addieren. Dieses sogenannte »epigenetische Rauschen« gilt als Ursache für vielfältige Alterserscheinungen. Die Sirtuinaktivatoren (STAC), die diese Defekte reparieren, wurden von einem Team um den Genetik-Professor David Sinclair von der Harvard-Universität in zahlreichen Untersuchungsreihen ermittelt.

Die Mehrzahl dieser Substanzen zählt zu den sekundären Pflanzenstoffen. Diese Moleküle, die von den Pflanzen etwa als Farb- und Abwehrstoffe gebildet werden, wirken aber nicht allein über die Sirtuinaktivierung. Vielmehr können sie auch den Cholesterinspiegel senken, Entzündungsprozesse herunterregulieren oder die Durchblutung fördern.

Die Tabelle auf den nächsten Seiten zeigt eine Übersicht der epigenetisch förderlichen Pflanzenstoffe und ihrer zusätzlichen Benefits. Noch besser als durch sirtuinaktivierende Pflanzenstoffe lassen sich Sirtuine aber durch eine andere Maßnahme stimulieren, die für unsere Gesunderhaltung von größter Bedeutung ist: durch Fasten in seinen unterschiedlichen Formen. Dass dies sich heilsam auf unseren Körper auswirkt, ist seit Langem bekannt. Bereits Paracelsus, der bedeutende Arzt und Pharmakologe des ausgehenden Mittelalters, sagte, Fasten sei »das größte Heilmittel«.

Epigenetisch förderliche Pflanzenstoffe

Substanz	Effekt	Lebensmittel
Allicin	antibakteriell, cholesterinsenkend, antibiotisch	Knoblauch
Anacardsäure	antibakteriell, antibiotisch	Cashewkerne
Anthozyane	antioxidativ, zellschützend, genschützend, krebshemmend	Heidelbeeren, Himbeeren, Auberginen
Capsaicin	entzündungssenkend, krebshemmend, blutverdünnend, zellschützend, stoffwechselaktivierend	Chilischoten
Catechine	zell- und gefäßschützend, cholesterinsenkend, krebshemmend, stoffwechselaktivierend, fettabbauend	grüner, schwarzer und weißer Tee, Matcha-Pulver dunkle Schokolade, Äpfel, Aprikosen, Kirschen, Zwetschgen, Bohnen
Cumarin	durchblutungsfördernd, entzündungshemmend	Zimt, Tonkabohne
Curcumin	entzündungshemmend, immunstimulierend, verdauungsfördernd, krebshemmend	Kurkuma-Rhizom
Epigallocatechingallat (EGCG)	antioxidativ, zellschützend, immunstärkend	grüner Tee
Glukoraphan/ Sulforaphan	antioxidativ, krebshemmend, entgiftend, entzündungshemmend, antibakteriell	alle Kreuzblütler wie Brokkoli und Blumenkohl

Substanz	Effekt	Lebensmittel
Hesperidin	durchblutungsfördernd, blutdrucksenkend, gehirnschützend	Zitrusfrüchte, vor allem Orangen
Indol-3-Carbinol	antioxidativ, krebsvorbeugend, entgiftend, hormonausgleichend, immunstärkend	grünes Gemüse, Kohl
Isoflavone	günstige Wirkung auf Blutfette, Blutzucker, hormonähnliche Wirkung (Phytoöstrogene)	Sojabohnen und daraus hergestellte Produkte (Sojamilch, Tofu, Miso, Tempeh), Bohnen, Erbsen
Isoliquiritigenin	entzündungshemmend, fördert Darmgesundheit	Süßholzwurzel
Isothiocyanate	antibakteriell, antiviral, krebshemmend	Rettich, Kohl
Kaffeesäure	antioxidativ, zellschützend, immunstimulierend	Kaffee
Naringenin	günstige Wirkung auf Blutzucker und Blutdruck, cholesterinsenkend	Zitrusfrüchte, vor allem Grapefruit
Phloretin	krebshemmend, antioxidativ, schützt vor Herz-Kreislauf-Erkrankungen, beeinflusst Thrombozytenaktivität	Äpfel
Piceatannol	blockiert Entwicklung von Fettzellen, unterstützt beim Abnehmen	Rotwein, Trauben, Erdnüsse

Substanz	Effekt	Lebensmittel
Protocatechusäure	antioxidativ, krebshemmend, antimikrobiell	Olivenöl
Quercetin	antioxidativ, krebshemmend, neuroaktiv, beugt Arteriosklerose vor	Äpfel, rote Trauben, Zitrusfrüchte, Brokkoli, Zwiebeln, Liebstöckel, Kapern
Resveratrol	lebensverlängernd, krebshemmend, antidiabetisch, fettabbauend	Rotwein (in der Haut dunkler Weintrauben), Heidelbeeren, Erdbeeren, Himbeeren, Kakao, dunkle Schokolade, grüner Tee, Erdnüsse

DANK

Geht es um die Danksagung für ein Buch, so stehen häufig ganz viele Menschen auf der Liste, denen man zu Dank verpflichtet ist. Oft weiß man dann nicht, wen man zuerst nennen soll.

Das ist in diesem Fall anders. Mein Dank gilt an allererster Stelle meinem Freund und Co-Autor, dem Medizinjournalisten Bernhard Hobelsberger. Ohne seine profunde Recherche und seine hochprofessionelle Schreibarbeit wäre dieses Buch nicht entstanden – zumindest nicht in so kurzer Zeit.

Die drückte tatsächlich. Schließlich galt es, die neuesten Erkenntnisse eines bahnbrechenden innovativen Wissenschaftszweiges einem interessierten Publikum zeitnah zu vermitteln.

Dem Gräfe und Unzer Verlag, der seit vielen Jahren mein »Hausverlag« ist, danke ich für den Mut, dieses mit Sicherheit nicht ganz einfache Thema in das Verlagsprogramm zu übernehmen.

Die zuständige Redakteurin Franziska Mohrfeldt hat das Projekt dabei nicht nur engagiert betreut, sondern auch die – zumindest für die Autoren – gelegentlich vielleicht etwas unpopuläre Aufgabe übernommen, nachdrücklich auf die Einhaltung des Abgabetermins zu achten. Der Erfolg gibt ihr recht.

Und schließlich hat Ralf Lay durch seine hervorragende Arbeit bewiesen, dass ein gelungenes Buch nicht nur gute Autoren, sondern auch einen guten Lektor braucht.

Nicht unerwähnt lassen möchte ich aber auch die vielen ärztlichen und wissenschaftlichen Kollegen in der von mir seit 2009 geleiteten Gesellschaft für Präventions- und Anti-Aging-Medizin (German Society of Anti-Aging Medicine e. V. [GSAAM]). Ihre fachliche Expertise, ihre vielfältigen Anregungen und ihr nie versiegendes Interesse an neuen Themen der Präventionsmedizin sind für mich ein steter Anreiz, Bücher wie dieses zu schreiben.

In einem solchen Umfeld arbeiten zu dürfen, ist ein Jungbrunnen für Kopf und Gene.

Auch dafür meinen Dank.

Bernd Kleine-Gunk

ANMERKUNGEN

1 Sailani, M.R., … B. Regenberg et al.: Lifelong Physical Activity is Associated with Promoter Hypomethylation of Genes Involved in Metabolism, Myogenesis, Contractile Properties and Oxidative Stress Resistance in Aged Human Skeletal Muscle, *Sci Rep* 9, 3272 (2019), https://doi.org/10.1038/s41598-018-37895-8; Spork, P.: Wie Sport wirkt, *RiffReporter*, 17.4.2019, https://www.riffreporter.de/de/wissen/sport-wirkt.

2 Röcker, A.: Epigenetik. Wie Sport unsere Zellen verändert, *Spektrum.de*, 28.5.2020, https://www.spektrum.de/news/epigenetik-wie-sport-unsere-zellen-veraendert/1735906.

3 Kleine-Gunk, Prof. Dr. med. B.: *Jung bleiben ist Kopfsache. Erstaunliche Fakten aus der Altersforschung*, Gräfe und Unzer, München 2022.

4 Herrig, T.: Für immer jung. Von der Umkehrbarkeit des Alterns, *FAZ*, 31.8.2020, https://www.faz.net/aktuell/feuilleton/medien/die-dokumentation-fuer-immer-jung-im-ersten-16927040.html?profillogin.

5 Spork, P.: Das Genom und seine Regisseure, Grundlagen der Genetik und Epigenetik, *Aktuel Ernährungsmed*, 38 (Suppl. 1), 2013, https://www.peter-spork.de/files/spork_allg_ernaehrungsmed_2013.pdf.

6 Gärtner, J. (Moderation): Schweiß. Warum wir unterschiedlich schwitzen, *Deutschlandfunk Nova*, 20.7.2022, https://www.deutschlandfunknova.de/beitrag/schweiss-warum-wir-unterschiedlich-schwitzen.

7 Jötten, F. : Ernährung und Erbgut: »Mediziner wissen oft nichts davon«, *Spektrum.de*, 11.9.2020, https://www.spektrum.de/news/epigenetik-ernaehrung-kann-spuren-am-erbgut-hinterlassen/1765144.

8 Schaper, M. (Hrsg.): *Unser Erbe, unsere Gene. Warum wir sind, wie wir sind (GEOkompakt)*, 54, 7.3.2018, S. 86.

9 Spengler, D.: Gene lernen aus Stress, *Max-Planck-Institut für Psychiatrie*, 2009, https://www.mpg.de/431776/forschungsSchwerpunkt.

10 Fett, M.: Wie Epigenetik unser Verständnis von psychiatrischen Krankheiten verbessert, *Med Trib*, 19.9.2018, https://www.medical-tribune.de/medizin-und-forschung/artikel/wie-epigenetik-unser-verstaendnis-von-psychiatrischen-erkrankungen-verbessert.

11 Dingermann, T.: Epigenetik. Lässt sich das biologische Alter medikamentös zurückdrehen?, *PZ*, 23.9.2019, https://www.pharmazeutische-zeitung.de/laesst-sich-das-biologische-alter-medikamentoes-zurueckdrehen/.

12 N.N. (Dehmel, S. [Beratung], und K. Rehmann [Beratung]): Nutzen der Epigenetik, *Helmholtz Munich*, 23.5.2018, https://www.lungeninformationsdienst.de/forschung/epigenetik/nutzen.

13 Hanel, S.: Die Epigenetik – Wie die Umwelt unsere Gene beeinflusst, *Lindau Nobel Laureate Meetings*, 8.5.2016, https://www.lindau-nobel.org/de/die-epigenetik-wie-die-umwelt-unsere-gene-beeinflusst/.

14 Maslow, M.: Die Epigenetik vom Nackt Gut Aussehen – mit Dr. Peter Spork, *Marathon Fitness*, 19.12.2022, https://www.marathonfitness.de/epigenetik-ernaehrung/.

15 N.N.: Mechanismen der Epigenetik, a.a.O.

16 Bock, C., und T. Lengauer: Bioinformatik erschließt neue Strategien gegen Krebs, *Max-Planck-Gesellschaft*, 2.3.2006, https://www.mpg.de/523320/pressemitteilung200603011.

17 N.N.: Pharmakotherapie: Welchen Einfluss hat die Epigenetik?, *PZ*, o.D., https://www.pharmazeutische-zeitung.de/welchen-einfluss-hat-die-epigenetik-130978/seite/4/.

18 N.N. (as): Wie passen zwei Meter DNA in eine Zelle?, *Open Science*, 23.8.2022, https://www.openscience.or.at/de/wissen/genetik-und-zellbiologie/2022-11-07-wie-passen-zwei-meter-dna-in-eine-zelle/.

19 N.N. (idw): »Stop and Go« auf der DNA, *Scinexx. Das Wissensmagazin*, 4.4.2010, https://www.scinexx.de/news/biowissen/stop-and-go-auf-der-dna/.

20 N.N.: Auch die Verpackung macht's, *Scinexx. Das Wissensmagazin*, 26.2.2013, https://www.scinexx.de/dossierartikel/auch-die-verpackung-machts/.

21 Chen, A.: MicroRNAs – Klein, aber oho. Forschungsbericht 2014, *Max-Planck-Institut für Psychiatrie*, 2003, https://www.mpg.de/8973715/mpip_jb_2014.

22 N.N.: Mechanismen der Epigenetik, a.a.O.

23 Röcker, A.: Epigenetik, a.a.O.

24 Mucci, L.A., et al.: Familial Risk and Heritability of Cancer Among Twins in Nordic Countries, *JAMA*, 315 (1), 2016, S. 68–76, https://pubmed.ncbi.nlm.nih.gov/26746459/.

25 Fraga, M.F., … M. Esteller et al.: Epigenetic Differences Arise During the Lifetime of Monozygotic Twins, *Proc Natl Acad Sci USA.*,102 (30), 2005, S. 10604–10609, doi: 10.1073/pnas.0500398102.

26 Gordon, L., … J. Craig et al.: Expression Discordance of Monozygotic Twins at Birth: Effect of Intrauterine Environment and a Possible Mechanism for Fetal Programming, *Epigenetics*, 6 (5), 2011, S. 579–592, doi: 10.4161/epi.6.5.15072.

27 N.N.: Forschende finden weitere Gene, die das Herz erkranken lassen, *DZHK-Pressemitteilung*, 6.12.2022, https://dzhk.de/aktuelles/news/artikel/forschende-finden-weitere-gene-die-das-herz-erkranken-lassen/.

28 N.N. (eb/ikr): Allergische Rhinitis. Risikogene für Heuschnupfen ermittelt, *ÄrzteZeitung*, 31.7.2018, https://www.aerztezeitung.de/Medizin/Risikogene-fuer-Heuschnupfen-ermittelt-231135.html.

29 Spengler, D.: Gene lernen aus Stress, a.a.O.

30 N.N.: Warum erforschen Wissenschaftler Mäuse?, *Max-Planck-Gesellschaft*, 2023, https://www.mpg.de/10888547/warum-erforschen-wissenschaftler-maeuse.

31 BfR: Gelée Royale, *Bundesinstitut für Risikobewertung*, o.D., https://www.bfr.bund.de/de/a-z_index/gelee_royal-5117.html.

32 Wagner, S.: Ameisen. Der Lebensweg einer Ameise, *Planet Wissen (WDR)*, 2023, https://www.planet-wissen.de/natur/insekten_und_spinnentiere/ameisen/pwiederlebenswegeinerameise100.html

33 Bonasio, R.: »Jede Arbeiterin kann eine Königin werden«, *Max-Planck-Gesellschaft*, 28.10.2020, https://www.mpg.de/15949200/interview-roberto-bonasio.

34 DKTK: Max-Planck-Humboldt-Forschungspreis 2020 erstmals in den Lebenswissenschaften vergeben, *Deutsches Konsortium für Translationale Krebsforschung*, 20.10.2020, https://dktk.dkfz.de/ueber-uns/news/max-planck-humboldt-forschungspreis-2020-erstmals-den-lebenswissenschaften-vergeben.

35 N. N.: Wenn Wasserflöhe über sich hinauswachsen, *Spektrum.de,* 3.9.1999, https://www.spektrum.de/news/wenn-wasserfloehe-ueber-sich-hinauswachsen/343050.

36 Ebenda.

37 Spork, P. (Hrsg.): Epigenetik. Das Neueste aus einem der wichtigsten Forschungsgebiete unserer Zeit, *Newsletter Epigenetik,* 29, 2018, https://www.peter-spork.de/files/newsletter_epigenetik_2018_02_jun.pdf.

38 Kampe, H.: Pflanzen im Alarmzustand – Wie Gene und Moleküle Pflanzen bei Hitze schützen, *Portal Wissen – Eins 2020 »Energie« (PDF),* S. 41 ff., https://publishup.uni-potsdam.de/opus4-ubp/frontdoor/deliver/index/docId/44252/file/PortalWissen_1-2020_de_web.pdf.

39 Lange, M.: Erster Freilandversuch mit gentechnisch manipulierten Pflanzen, *Deutschlandfunk,* 10.5.2015, https://www.deutschlandfunk.de/koeln-erster-freilandversuch-mit-gentechnisch-manipulierten-100.html.

40 Krause, K., G. Coupland und F. Turck: Das epigenetische Gedächtnis der Pflanzen, *Forschungsbericht 2018,* Max-Planck-Institut für Pflanzenzüchtungsforschung, https://www.mpg.de/12653192.

41 Vance, A.: How to Be 18 Years Old Again for Only $2 Million a Year, *Bloomberg Europe Edition,* 25.1.2023, https://www.bloomberg.com/news/features/2023-01-25/anti-aging-techniques-taken-to-extreme-by-bryan-johnson.

42 Podbregar, N.: Drei Jahre jünger in acht Wochen? Bewegung, Schlaf und spezielle Ernährung stellen die epigenetische Uhr zurück, *Scinexx. Das Wissensmagazin,* 1.6.2021, https://www.scinexx.de/news/biowissen/drei-jahre-juenger-in-acht-wochen/.

43 Zorn, J.: Wie lange leben die Blutzellen?, *Navigator Medizin,* 6.1.2023, https://www.navigator-medizin.de/gesundheitsthemen/blut-und-blutzellen/lebensdauer-der-blutzellen.html.

44 Wickelgren, I.: Epigenetic ›Clocks‹ Predict Animals' True Biological Age, *Quanta Magazine,* 17.8.2022, https://www.quantamagazine.org/epigenetic-clocks-predict-animals-true-biological-age-20220817/.

45 Hamzelou, J.: Wie biologische Uhren die Lebenszeit vorhersagen, 22.4.2022, https://www.heise.de/hintergrund/Wie-biologische-Uhren-die-Lebenszeit-vorhersagen-6994506.html.

46 N. N.: FAQ (Gesund alt werden), *Max-Planck-Institut für Biologie des Alterns,* 2023, https://www.age.mpg.de/de/gesund-alt-werden/faq.

47 Kleine-Gunk, B.: *Jung bleiben ist Kopfsache,* a. a. O.

48 Horvath, S.: DNA Methylation Age of Human Tissues and Cell Types, *Genome Biol,* 14 (3156), 2013, https://doi.org/10.1186/gb-2013-14-10-r115.

49 Gibbs, W. W.: Epigenetische Uhr. Auf ein paar Monate genau, *Spektrum.de,* 12.5.2014, https://www.spektrum.de/news/epigenetische-uhr-verraet-unser-alter-auf-wenige-monate-genau-spektrum-de/1285389.

50 Spork, P.: Bin ich so jung, wie ich mich fühle?, *BKK Verbund Plus,* 2019, https://bkk-verbundplus.bkk-gesundheit.de/vorbeugen/wie-sport-wirkt-1/.

51 Bundesministerium für Bildung und Forschung (BMBF): Fettleibigkeit lässt die Leber Schneller altern, *Newsletter 73,* April 2015, https://www.gesundheitsforschung-bmbf.de/de/fettleibigkeit-lasst-die-leber-schneller-altern-2807.php.

52 Fahy, G. M., et al.: Reversal of Epigenetic Aging and Immunosenescent Trends in Humans, *Aging Cell*, 18, 2019, e13028, https://doi.org/10.1111/acel.13028.
53 Dingermann, T.: Epigenetik, a. a. O.
54 Abott, A.: First Hint that Body's ›Biological Age‹ Can Be Reversed, *Nature*, 573 (173), 2019, https://www.nature.com/articles/d41586-019-02638-w.
55 N. N.: Forever Young, *FOCUS Magazin*, 40, 2019, https://www.focus.de/gesundheit/arzt-klinik/wissen-forever-young_id_11188558.html.
56 Sinclair, D.: *Das Ende des Alterns. Die revolutionäre Medizin von morgen*, DuMont, Köln 2019.
57 N. N.: Ist der Traum vom »ewigen« Leben wirklich zum Greifen nah?, *Hartmannbund Magazin*, 2, 2021, S. 16 f., https://www.hartmannbund.de/wp-content/uploads/2021/06/3037890_HB_Magazin_2_2021_doppel.pdf.
58 Sinclair, D.: *Das Ende des Alterns*, a. a. O., S. 72.
59 Lu, Y., B. D. A. Sinclair et al.: Reprogramming to Recover Youthful Epigenetic Information and Restore Vision, *Nature*, 588, 2020, S, 124–129, https://doi.org/10.1038/s41586-020-2975-4.
60 Kleine-Gunk, B.: Anti-Aging in der medizinischen Praxis. Metformin als Wundermittel?, *Der Privatarzt digital*, 17.5.2022, https://www.der-privatarzt.de/artikel/metformin-pag-02-20-apimed.
61 Sinclair, D.: *Das Ende des Alterns*, a. a. O., S. 56.
62 AFAR: Targeting the Biology of Aging. Ushering a New Era of Interventions, *American Federation for Aging Research*, 2023, https://www.afar.org/tame-trial.
63 N. N.: Gregor Mendel. Sein Werk, *Gregor Mendel Institute of Molecular Plant Biology u. a.*, 2020, https://gregormendel200.org/de/gregor-mendel/sein-werk/.
64 N. N. (chrb): Erkenntnis aus dem Wundverband, *SZ*, 18.1.2016, https://www.sueddeutsche.de/wissen/ausstellung-ueber-friedrich-miescher-erkenntnis-aus-dem-wundverband-1.2821541.
65 Mukherjee, S.: *Das Gen. Eine sehr persönliche Geschichte*, S. Fischer, Frankfurt am Main 2017, S. 203.
66 Matosin, N.: »Solange Frauen in Leitungsfunktionen fehlen, fehlen auch Rollenvorbilder«. N. Matosin … spricht über die Biochemikerin R. Franklin, *Max-Planck-Gesellschaft*, 2023, https://www.mpg.de/11968981/rosalind-franklin.
67 Westhoff, A.: Der Bauplan des Lebens, *Deutschlandfunk Kultur*, 25.4.2013, https://www.deutschlandfunkkultur.de/der-bauplan-des-lebens-102.html.
68 N. N.: Happy Birthday DNA. Wie »zwei Clowns« die Wissenschaft revolutionierten, *Scinexx. Das Wissensmagazin*, 16.5.2012, https://www.scinexx.de/dossierartikel/happy-birthday-dna/.
69 Humml, S.: 50 Jahre Entdeckung der DNA. Strickleiter des Lebens, *Stern*, 3.3.2003, https://www.stern.de/panorama/wissen/natur/50-jahre-entdeckung-der-dna-strickleiter-des-lebens-3344226.html.
70 Institut für Qualität und Wirtschaftlichkeit im Gesundheitswesen (IQWiG): Wie funktioniert die Vererbung?, *gesundheitsinformation.de*, o. D., https://www.gesundheitsinformation.de/wie-funktioniert-die-vererbung.html.
71 SCNAT Forum Genforschung: Gene und genetischer Code, *scnat wissen*, o. D., https://naturwissenschaften.ch/synthetic-biology-explained/what_is_synthetic_biology_/elements/genes_and_genetic_code.

72 Myers, E. W.: Das Buch des Lebens lesen und verstehen, *Max-Planck-Gesellschaft,* 20.4.2020, https://www.mpg.de/14703396/20-jahre-humangenomprojekt.
73 Ornish, D., et al.: Changes in Prostate Gene Expression in Men Undergoing an Intensive Nutrition and Lifestyle Intervention, *PNAS,* 105 (24), 2008, S. 8369–8374, https://www.pnas.org/doi/10.1073/pnas.0803080105#sec-3.
74 Hohmann, C.: Lebensstil verändert Genexpression, *PZ,* 1.7.2008, https://www.pharmazeutische-zeitung.de/ausgabe-272008/lebensstil-veraendert-genexpression/.
75 Mic the Vegan: How to Change DNA Expression? Dr. Dean Ornish Interview, *YouTube,* o. D., https://www.youtube.com/watch?v=O0pSFZ2EPyA.
76 N. N.: Neue Studie bestätigt Krebsrisiko. Selen und Vitamin E nur bei Mangelzuständen einnehmen, *Deutsche Gesellschaft für Endokrinologie,* April 2014, https://www.endokrinologie.net/pressemitteilungen-archiv/140430.php.
77 Mansuy, I., et al.: *Wir können unsere Gene steuern! Die Chancen der Epigenetik für ein gesundes und glückliches Leben,* Berlin Verlag, Berlin und München 2020, S. 142.
78 N. N.: Isabelle Mansuy, *Research Gate,* 2023, https://www.researchgate.net/profile/Isabelle-Mansuy.
79 Brune, B., und T. Brune: Epigenetik: Einfluss auf die fetale Entwicklung, *Scan,* 2017, https://www.thieme-connect.de/products/ejournals/pdf/10.1055/s-0042-119062.pdf.
80 Mansuy, I., et al.: *Wir können unsere Gene steuern!,* a. a. O., S. 143.
81 Brune, B., und T. Brune: Epigenetik, a. a. O.
82 Gille, D., und G. Vergères: Nutri-Epigenetik: Der Zusammenhang zwischen Ernährung und Genetik, *SZE,* 3, 2016, https://www.rosenfluh.ch/media/2016/03/Nutri-Epigenetik-Der-Zusammenhang-zwischen-Ernaehrung-und-Genetik.pdf.
83 Spork, P.: Neben den Genen – Eine Einführung in die Genetik, *DGPFG,* 14.2.2020, https://dgpfg.de/blog/https-dgpfg-de-wp-content-uploads-2019-05-gyne-3-19-pdf-2-3-2/.
84 Gille, D., und G. Vergères: Nutri-Epigenetik, a. a. O.
85 Steiner, J.: Gesundheit. Obst und Gemüse könnten vor Krebs schützen, *Deutschlandfunk,* 28.1.2014, https://www.deutschlandfunk.de/gesundheit-obst-und-gemuese-koennten-vor-krebs-schuetzen-100.html.
86 Ebenda.
87 N. N.: Wissenschaft im Trend: Tee verlängert das Leben, zeigt eine Studie, *CORDIS. Forschungsergebnisse der EU,* 16.1.2020. https://cordis.europa.eu/article/id/413293-trending-science-tea-helps-you-live-longer-study-finds/de.
88 Fitzgerald, K. N., et al.: Potential Reversal of Epigenetic Age Using a Diet and Lifestyle Intervention: A Pilot Randomized Clinical Trial, *Aging,* 13 (7), 2021, https://www.aging-us.com/article/202913.
89 Podbregar, N.: Drei Jahre jünger in acht Wochen?, a. a. O.
90 Ebenda.
91 Mansuy, I., et al.: *Wir können unsere Gene steuern!,* a. a. O., S. 143.
92 Ebenda.
93 Kisters, K.: B12, B6 und Folsäure – Bedeutung der Trias für den Stoffwechsel, *cme-kurs,* 2022/23, https://www.cme-kurs.de/kurse/b12-b6-und-folsaeure-trias/.

94 García-Casares, N., et al.: Alzheimer's Disease, Mild Cognitive Impairment and Mediterranean Diet. A Systematic Review and Dose-Response Meta-Analysis, *J Clin Med.*, 10 (20), 2021, https://www.mdpi.com/2077-0383/10/20/4642.

95 Konstantinidou, V., et al.: In Vivo Nutrigenomic Effects of Virgin Olive Oil Polyphenols within the Frame of the Mediterranean Diet: A Randomized Controlled Trial, *FASEB J.*, 24 (7), 2010, S. 2546–2557, https://pubmed.ncbi.nlm.nih.gov/20179144/.

96 N. N.: Das leckerste Olivenöl kommt aus Bari, *Stiftung Warentest*, 21.9.2022, https://www.test.de/Olivenoel-im-Test-4971053-0/.

97 Spork, P.: Wie Brokkoli das Herz schützt, *Newsletter Epigenetik*, 27.4.2021, https://www.newsletter-epigenetik.de/wie-brokkoli-das-herz-schuetzt/.

98 Ma, Q.: Role of nrf2 in Oxidative Stress and Toxicity, *Annu Rev Pharmacvol Toxicol.*, 53, 2013, S. 401–406, doi: 10.1146/annurev-pharmtox-011112-140320, https://pubmed.ncbi.nlm.nih.gov/23294312/.

99 Barring, R., und U. Gröber: Der Genius von NRF2, *OM. Zeitschrift für Orthomolekulare Medizin*, 20 (02), 2022, S. 38–42, https://www.thieme-connect.com/products/ejournals/abstract/10.1055/a-1839-0580.

100 N. N. (dm): Tee beeinflusst die Epigenetik … Kaffee nicht?, *DAZ*, 23, 8.6.2017, https://www.deutsche-apotheker-zeitung.de/daz-az/2017/daz-23-2017/tee-beeinflusst-die-epigenetik.

101 Kuriyama, S., et al.: Green Tea Consumption and Mortality Due to Cardiovascular Disease, Cancer, and All Causes in Japan: The Ohsaki Study, *JAMA*, 296 (10), 2006, S. 1255–1265, https://pubmed.ncbi.nlm.nih.gov/16968850/.

102 Engelhardt, U.: Grüner und schwarzer Tee – Gemeinsamkeiten und Unterschiede, *Wissenschaftlicher Informationsdienst Tee, Deutsches Tee-Institut*, Frühjahr 1999, https://www.teeverband.de/files/bilder/Publikationen/Sonstige_Inhaltsstoffe/17_wit1-99_1.pdf.

103 N. N.: Epigallocatechingallat, *DocMedicus*, o. D., http://www.vitalstoff-lexikon.de/Sekundaere-Pflanzenstoffe/-Epigallocatechingallat/.

104 N. N.: Verbraucher-Tipp: Bohnen, Linsen, Kichererbsen und Co – Hülsenfrüchte liefern viel Folat, *Arbeitskreis Folsäure und Gesundheit*, 24.8.2017, https://www.ak-folsaeure.de/2017/08/24/verbraucher-tipp-bohnen-linsen-kichererbsen-und-co-huelsenfruechte-liefern-viel-folat/.

105 N. N.: Epigenetik: Auch werdende Väter brauchen Folsäure, *Ernährungs-Umschau*, 11.3.2014, https://www.ernaehrungs-umschau.de/print-artikel/11-03-2014-epigenetik-auch-werdende-vaeter-brauchen-folsaeure/.

106 Schlimpert, V.: Herzschutz durch Functional Food – Was Ernährung mit unserer DNA macht, *Kardiologie.org*, 18.10.2018, https://www.kardiologie.org/praevention---rehabilitation/herzschutz-durch-functional-food---was-ernaehrung-mit-unserer-dn/16208576.

107 N. N.: Ausgewählte Fragen und Antworten zu Vitamin B_{12}, *DGE*, Dezember 2018, https://www.dge.de/fileadmin/public/doc/ws/faq/FAQs-VitaminB12.pdf.

108 N. N.: Förderung der menschlichen Gesundheit durch Anthocyane, *CORDIS, Forschungsergebnisse der EU*, 11.11.2016, https://cordis.europa.eu/article/id/90602-the-effects-of-anthocyanins-in-humans/de.

109 N. N.: Verteilung von Krebserkrankungen weltweit nach ausgewählten Krebsarten und Weltregionen im Jahr 2020, *Statista,* 2023, https://de.statista.com/statistik/daten/studie/289731/umfrage/verteilung-von-krebserkrankungen-weltweit-nach-regionen-und-krebsart/.
110 Mansuy, I., et al.: *Wir können unsere Gene steuern!,* a. a. O., S. 154.
111 Spork, P.: Soja schützt vielleicht vor Darmkrebs, *Newsletter Epigenetik,* 1.11.2013, https://www.newsletter-epigenetik.de/soja-schuetzt-vielleicht-vor-darmkrebs/.
112 N. N.: Was ist dran: Kurkuma bei Krebs?, *dkfz.Krebsinformationsdienst,* o. D. (Archiv), https://www.krebsinformationsdienst.de/fachkreise/nachrichten/2019/fk14-curcumin-kurkuma-krebs.php.
113 Haslberger, A. G., und B. Hippe: Epigenetisch aktive Pflanzenstoffe. Antiviral & immunwirksam, *Journal für Ernährungsmedizin,* Dezember 2020, S. 26–29, https://www.researchgate.net/publication/348409150_epigenetisch_aktive_Pflanzenstoffe_antiviral_immunwirksam.
114 Schmidt, B.: Nüsse: Gesunde Kraftpakete, *Apotheken Umschau,* 23.1.2020, https://www.apotheken-umschau.de/gesund-bleiben/ernaehrung/nuesse-gesunde-kraftpakete-722497.html.
115 Schlimpert, V.: Herzschutz durch Functional Food, a. a. O.
116 Ebenda.
117 N. N. (rme): B-Vitamine schwächen in Pilotstudie Auswirkungen von Feinstaub auf DNA-Methylierung, *aerzteblatt.de,* 14.3.2017, https://www.aerzteblatt.de/nachrichten/73598/B-Vitamine-schwaechen-in-Pilotstudie-Auswirkungen-von-Feinstaub-auf-DNA-Methylierung.
118 Sokolow, A.: Was bringt Intervallfasten?, *Helmholtz Munich,* 2.1.2020, https://www.helmholtz.de/newsroom/artikel/was-bringt-intervallfasten/.
119 N. N.: Fasten für ein langes Leben, *PZ,* 13.9.2004, https://www.pharmazeutische-zeitung.de/inhalt-38-2004/medizin5-38-2004/.
120 Klöckner, L.: Autophagie, *Onmeda,* 12.2.2020, https://www.onmeda.de/gesundheit/anatomie/autophagie-id202839/.
121 Tsukada, M., und Y. Ohsumi: Isolation and Characterization of Autophagy-Defective Mutants of *Saccharomyces cerevisiae, FEBS Letters,* 333 (1–2), 1993, S. 169–174, https://www.sciencedirect.com/science/article/pii/001457939380398E.
122 Blawat, K.: Altersbedingte Krankheiten. Affen fasten für ein langes Leben, *SZ,* 2.4.2014, https://www.sueddeutsche.de/wissen/altersbedingte-krankheiten-affen-fasten-fuer-ein-langes-leben-1.1927767.
123 Ebenda.
124 Obermüller, E.: Epigenetik. Fasten verlangsamt Alterung, *science.ORF.at,* 13.2.2023, https://science.orf.at/stories/3217583/.
125 Waziry, R., et al.: Effect of Long-Term Caloric Restriction on DNA Methylation Measures of Biological Aging in Healthy Adults from the CALERIE Trial, *nature aging,* 3, 2023, S. 248–257, https://www.nature.com/articles/s43587-022-00357-y.
126 Robson, D.: A High-Carb Diet May Explain Why Okinawans Live So Long, *BBC,* 18.1.2019, https://www.bbc.com/future/article/20190116-a-high-carb-diet-may-explain-why-okinawans-live-so-long.

127 N. N.: Wie wird man einhundert Jahre alt? Das Leben in den Blue Zones, *Klinikkompass*, 16.8.2022, https://www.klinikkompass.com/wie-wird-man-einhundert-jahre-alt-das-leben-in-den-blue-zones/.
128 Willcox, D. C., et al.: The Okinawan Diet: Health Implications of a Low-Calorie, Nutrient-Dense, Antioxidant-Rich Dietary Pattern Low in Glycemic Load, *Am Coll Nutr.*, 28.8.2009, Suppl., 500S–516S, https://pubmed.ncbi.nlm.nih.gov/20234038/.
129 N. N.: Pharmakotherapie: Welchen Einfluss hat die Epigenetik?, a. a. O.
130 Ebenda.
131 El-Osta, E.: Transient High Glucose Causes Persistent Epigenetic Changes and Altered Gene Expression During Subsequent Normoglycemia, *J Exp Med.*, 205 (10), 2008, S. 2409–2417, https://pubmed.ncbi.nlm.nih.gov/18809715/.
132 N. N. (AFP/cl): Gene erinnern sich wochenlang an Zucker, *Welt.de*, 16.1.2009, https://www.welt.de/gesundheit/article3038671/Gene-erinnern-sich-wochenlang-an-Zucker.html.
133 N. N.: Produktion von und Versorgung mit Zucker in Deutschland, *Bundesinformationszentrum Landwirtschaft*, 2023, https://www.bzl-datenzentrum.de/versorgungsbilanzen/zucker.
134 Laschet, H.: So viel Zucker pro Tag darf's sein, *ÄrzteZeitung*, 21.1.2019, https://www.aerztezeitung.de/Medizin/So-viel-Zucker-pro-Tag-darfs-sein-254183.html.
135 N. N.: Fruchtzucker verändert DNA von Gehirnzellen. Genetische Umprogrammierung könnte das Risiko für Krankheiten steigern, *Scinexx. Das Wissensmagazin*, 25.4.2016, https://www.scinexx.de/news/biowissen/fruchtzucker-veraendert-dna-von-gehirnzellen/.
136 Barnouw, D. : *Die Niederlande im Zweiten Weltkrieg: Eine Einführung*, Agenda, Münster 2010; Francis, R. C.: *Epigenetics: The Ultimate Mystery of Inheritance*, W. W. Norton & Company, New York 2011; Rutherford, A.: *A Brief History of Everyone Who Ever Lived – The Stories in Our Genes*, Weidenfeld & Nicolson, London 2016.
137 N. N. (as): Epigenetik 1: Wie unsere Gene gesteuert werden – eine Einführung, *Open Science*, 4.11.2022, https://www.openscience.or.at/de/wissen/genetik-und-zellbiologie/2022-11-04-epigenetik-1-wie-unsere-gene-gesteuert-werden-eine-einfuehrung/.
138 Barker, D. J. P.: *Mothers, Babies and Health in Later Life*, Churchill Livingstone, London 1994.
139 Hahne, D.: Epigenetik und Ernährung: Folgenreiche Fehlprogrammierung, *Dtsch Ärztebl*, 109 (40). 2012, A-1986/B-1614/C-1586, https://www.aerzteblatt.de/archiv/131610/Epigenetik-und-Ernaehrung-Folgenreiche-Fehlprogrammierung.
140 N. N. (Dehmel, S. [Beratung], und K. Rehmann [Beratung]): Umwelteinflüsse auf das Epigenom, *Helmholtz Munich*, 23.5.2018, https://www.lungeninformationsdienst.de/forschung/epigenetik/umwelteinfluesse.
141 N. N. (as): Epigenetik 1: Wie unsere Gene gesteuert werden …, a. a. O.
142 Spektrum kompakt: *Epigenetik: Der Sprung in die praktische Anwendung*, November 2021, S. 43.
143 Ebenda.

144 Fides, Z., und N. Iovino: Vererbung über die DNA hinaus: Epigenetische Vererbung zwischen Generationen, *Max-Planck-Gesellschaft*, Forschungsbericht 2017, https://www.mpg.de/11821815/mpiib_jb_2017.

145 Horn-Conrad, A., und J. Schwaibold: Prägungen im Mutterleib, *Universität Potsdam*, o. D., https://www.uni-potsdam.de/de/nachrichten/detail/2014-04-07-praegungen-im-mutterleib.

146 Smith, A., et al.: Cannabis Exposure During Critical Windows of Development: Epigenetic and Molecular Pathways Implicated in Neuropsychiatric Disease, *Curr Envir Health Rpt*, 7 (2020), S. 325–345, https://link.springer.com/article/10.1007/s40572-020-00275-4.

147 N. N.: Diabetes in Zahlen, *Deutsche Diabetes Hilfe*, 2022, https://www.diabetesde.org/ueber_diabetes/was_ist_diabetes_/diabetes_in_zahlen.

148 N. N.: Wie wird Diabetes mellitus festgestellt?, *gesundheitsinformation.de*, 7.10.2020, https://www.gesundheitsinformation.de/wie-wird-diabetes-mellitus-festgestellt.html.

149 Gerhards, S.: Diabetes: Herzinfarktrisiko vier- bis sechsmal höher, *IPF*, 21.9.2015, https://www.vorsorge-online.de/magazin/vorsorge-in-zahlen/details/diabetes-herzinfarktrisiko-vier-bis-sechsmal-hoeher/.

150 N. N. (nec): Generationsübergreifende epigenetische Vererbung befeuert Diabetesepidemie, *aerzteblatt.de*, 14.5.2021, https://www.aerzteblatt.de/nachrichten/123840/Generationsuebergreifende-epigenetische-Vererbung-befeuert-Diabetesepidemie.

151 N. N.: Typ-2-Diabetes: Epigenetische Veränderungen gehen Ausbruch voraus, *diabetologie-online*, 10.4.2023, https://www.diabetologie-online.de/a/typ-diabetes-epigenetische-veraenderungen-gehen-ausbruch-voraus-2223046.

152 N. N.: DiRECT-Studie: Lebensstilintervention kann Diabetes mellitus Typ 2 rückgängig machen, *DGE*, 2023, https://www.dge.de/nachrichten/detail/direct-studie-lebensstilintervention-kann-diabetes-mellitus-typ-2-rueckgaengig-machen/.

153 Burghardt, W.: Höhere Nahrungsqualität und entschleunigter epigenetischer Alterungsprozess. Gesunde Ernährungsweise und epigenetische Messung des biologischen Alters, *DAEM*, 19.10.2022, https://daem.de/hoehere-nahrungsqualitaet-und-entschleunigter-epigenetischer-alterungsprozess-gesunde-ernaehrungsweise-und-epigenetische-messung-des-biologischen--alters/.

154 N. N.: Speckröllchen verändern das Erbgut, 31.1.2017, *Helmholtz Munich*, https://www.helmholtz.de/newsroom/artikel/speckroellchen-veraendern-das-erbgut/.

155 N. N.: Bisphenol in Verpackungen. Behörde beurteilt Chemikalie jetzt sehr kritisch, *Stiftung Warentest*, 23.2.2022, https://www.test.de/Bisphenol-A-Taegliche-Aufnahmemenge-soll-drastisch-sinken-5846131-0/#question-2.

156 Sugiyama, K.-I., et al.: Bisphenol-A Reduces DNA Methylation After Metabolic Activation, *Genes Environ.*, 44 (1), 2022, S. 20, https://pubmed.ncbi.nlm.nih.gov/35879744/.

157 Spork, P. (Hrsg.): *Epigenetik. Das Neueste aus einem der wichtigsten Forschungsgebiete unserer Zeit*, 34, April 2021, S. 6, https://www.peter-spork.de/files/newsletter-epigenetik-2021-34-apr.pdf.

158 Mende, A.: Epigenetik. Alkohol hinterlässt Spuren an der DNA, *PZ*, 19.12.2017, https://www.pharmazeutische-zeitung.de/ausgabe-502017/alkohol-hinterlaesst-spuren-an-der-dna/.
159 Meyer, A.: Alkoholismus. Das Gen des Trinkens, *Deutschlandfunk*, 15.4.2015, https://www.deutschlandfunk.de/alkoholismus-das-gen-des-trinkens-100.html.
160 Worm, N., et al.: *Die neue Logi-Diät. Das Kochbuch. Über 80 mediterrane Rezepte zum Abnehmen und Schlankbleiben*, Riva, München 2020, S. 18.
161 Schmeisl, G.-W.: Diabetes-Kurs. Nehmen Sie die Fettleber ernst – wie Diabetes!, *diabetes-online*, 28.10.2016, https://diabetes-online.de/a/nehmen-sie-die-fettleber-ernst-wie-diabetes-1793824.
162 N.N. (Koh): Darm-Mikroben programmieren Genaktivität um und kontrollieren so Darmentwicklung und Entzündungen, *dkfz*, 13, 5.3.2020, https://www.dkfz.de/de/presse/pressemitteilungen/2020/dkfz-pm-20-13-Darm-Mikroben-programmieren-Genaktivitaet-um-und-kontrollieren-so-Darmentwicklung-und-Entzuendungen.php.
163 Kruckenhauser, P.: Autophagie: Wie durch Fasten aus Zellmüll Energie wird, *DerStandard*, 20.2.2013, https://www.derstandard.de/story/2000143594032/autophagie-wie-durch-fasten-aus-zellmuell-energie-wird.
164 Vgl. Hobelsberger, B., und Prof. Dr. med. B. Kleine-Gunk: *Das neue Easy-Fasten. Mit dem revolutionären Abnehmprogramm in 5 Tagen jünger und schlanker*, Gräfe und Unzer, München 2022; dies.: *Scheinfasten. Das Rezeptbuch*, Gräfe und Unzer, München 2023.
165 Stadler, R.: »Aus evolutionärer Sicht kann man unser Verhalten als abnormal bezeichnen«, *SZ*, 27.3.2014, https://sz-magazin.sueddeutsche.de/gesundheit/aus-evolutionaerer-sicht-kann-man-unser-verhalten-als-abnormal-bezeichnen-80315.
166 N.N. (nec): WHO gibt Aktivitätsempfehlung heraus – »für die Gesundheit zählt jede Bewegung«, *aerzteblatt.de*, 26.11.2020, https://www.aerzteblatt.de/nachrichten/118657/WHO-gibt-neue-Aktivitaetsempfehlungen-heraus-fuer-die-Gesundheit-zaehlt-jede-Bewegung.
167 Pargeter, K.: Muskeln haben ein Gedächtnis, *Scinexx. Das Wissensmagazin*, https://www.scinexx.de/news/biowissen/muskeln-haben-ein-gedaechtnis/.
168 Munz, B., und A. Thiel: Dynamik der »biopsychosozialen Identität« im Kontext der Trainingsanpassung, *Deutsche Zeitschrift für Sportmedizin*, Juni 2018, https://www.zeitschrift-sportmedizin.de/individualisiertes-training-ein-biopsychosozialer-ansatz/3/.
169 Hüttemann, D.: Sport genauso effektiv wie Medikamente, *PZ*, 19.12.2018, https://www.pharmazeutische-zeitung.de/sport-genauso-effektiv-wie-medikamente/.
170 Jötten, F.: Wie Sport dem Immunsystem schaden und nutzen kann, *Spektrum.de*, 15.11.2021, https://www.spektrum.de/news/sport-haelt-das-immunsystem-jung/1946305.
171 Hutterer, C.: Bewegung & Neuroplastizität: Das Gehirn – kein Muskel und doch unglaublich trainierbar, *Deutsche Zeitschrift für Sportmedizin*, März 2017, https://www.zeitschrift-sportmedizin.de/bewegung-neuroplastizitaet-das-gehirn-kein-muskel-und-doch-unglaublich-trainierbar/?action=print.

172 Neitzert, M.: Wie Umwelteinflüsse das Gehirn jung halten könnten, *Deutsches Zentrum für neurodegenerative Erkrankungen (DZNE)*, o. D. (2021), https://www.dzne.de/aktuelles/pressemitteilungen/presse/wie-umwelteinfluesse-das-gehirn-jung-halten-koennten/.

173 Brendau, A., et al.: Bewegung, körperliche Aktivität und Sport bei depressiven Erkrankungen, *NeuroTransmitter*, 33 (1–2), 2022, S. 52–61, https://www.ncbi.nlm.nih.gov/pmc/articles/PMC8852946/.

174 Cramer, R.: Iowa State Studies Show Exercise May Reduce Depression Symptoms, Boost Effects of Therapy, *Iowa State University Research News*, 4.4.2022, https://www.research.iastate.edu/news/iowa-state-studies-show-exercise-may-reduce-depression-symptoms-boost-effects-of-therapy/.

175 Röcker, A.: Gesunde Botenstoffe. Sport als Medizin, *Spektrum.de*, 16.1.2023, https://www.spektrum.de/news/gesunde-botenstoffe-sport-als-medizin/2092275.

176 Standl, E.: Was ist ein Metabolisches Syndrom?, *Internisten im Netz*, 19.8.2022, https://www.internisten-im-netz.de/krankheiten/metabolisches-syndrom/was-ist-ein-metabolisches-syndrom/.

177 N. N.: Twin Study Links Exercise to Beneficial Epigenetic Changes, *EurekAlert!*, 6.12.2022, https://www.eurekalert.org/news-releases/973407.

178 Schlicht, W.: Bewegung und Gesundheit: Alltagsbewegung, *Faktenblätter des LZG NRW*, September 2019 (2012), https://www.lzg.nrw.de/_php/login/dl.php?u=/_media/pdf/ges_foerd/bewegungsfoerderung/faktenblaetter/alltagsbewegung_faktenblatt_lzg-nrw.pdf.

179 Albat, D.: Was macht uns zur Couchpotato? Epigenetische Veränderungen verwandeln Mäuse in Bewegungsmuffel, *Scinexx. Das Wissensmagazin*, 9.12.2019, https://www.scinexx.de/news/biowissen/was-macht-uns-zur-couchpotato/.

180 N. N.: Immunsystem – Schutzwall gegen Krankheiten, *HZI Helmholtz Zentrum für Infektionsforschung*, o. D., https://www.helmholtz-hzi.de/de/wissen/wissensportal/unser-immunsystem/immunsystem/.

181 Seiler, J.: Epigenetik: Immunisierung geht auf Nachkommen über, *Rheinische Friedrich-Wilhelms-Universität Bonn*, 18.10.21, https://idw-online.de/de/news777674.

182 Ebenda.

183 Podbregar, N.: Long Covid lässt sich an der DNA ablesen, *Focus Online*, 13.3.2023, https://www.focus.de/wissen/natur/long-covid-laesst-sich-an-der-dna-ablesen_id_187912781.html.

184 Nikesjö, F., et al.: Defining Post-Acute COVID-19 Syndrome (PACS) by an Epigenetic Biosignature in Peripheral Blood Mononuclear Cells, *Clin Epigenet*, 14 (172), 2022, https://doi.org/10.1186/s13148-022-01398-1.

185 Ebenda.

186 Nikesjö, F., et al.: Defining Post-Acute COVID-19 syndrome …, a. a. O.

187 Zeberg, H., und S. Pääbo: Neandertaler-Genvariante erhöht Risiko für schweren Verlauf von Covid-19, *Max-Planck-Gesellschaft*, 30.9.2020, https://www.mpg.de/15446134/neandertaler-gene-covid19?c=150520.

188 Zeberg, H., und S. Pääbo: Neandertaler-Genvarianten und Covid-19, *Max-Planck-Gesellschaft*, 16.2.2021, https://www.mpg.de/16435641/0216-evan-neandertaler-genvarianten-150495-x.

189 Dimitrov, S., et al.: $G\alpha_s$-Coupled Receptor Signaling and Sleep Regulate Integrin Activation of Human Antigen-Specific T Cells, *J Exp Med*, 216 (3), 2019, S. 517–526, doi: https://doi.org/10.1084/jem.20181169.
190 Cohen, S., et al.: Sleep Habits and Susceptibility to the Common Cold, *Arch Intern Med.*, 169 (1), 2009, S. 62–67, doi: 10.1001/archinternmed.2008.505. PMID: 19139325; PMCID: PMC2629403.
191 Verband Deutscher Betriebs- und Werksärzte: Betriebsärzte geben Tipps zur besseren Handhygiene – Kleiner Aufwand, große Wirkung, *Pressemitteilung*, 15.10.2019, https://www.vdbw.de/presse/detailansicht/betriebsaerzte-geben-tipps-zur-besseren-handhygiene-kleiner-aufwand-grosse-wirkung/.
192 Buijze, G. A., et al.: The Effect of Cold Showering on Health and Work: A Randomized Controlled Trial, *PLoS One*, 15, 11 (9), 2016, e0161749, doi: 10.1371/journal.pone.0161749.
193 Laukkanen, J. A., et al.: Cardiovascular and Other Health Benefits of Sauna Bathing: A Review of the Evidence, *Mayo Clin Proc.*, 93 (8), 2018, S. 1111–1121, doi: 10.1016/j.mayocp.2018.04.008. PMID: 30077204.
194 Fahy, G. M., et al.: Reversal of Epigenetic Aging and Immunosenescent Trends in Humans, a. a. O.
195 N. N.: Physiologie. Gehirnwäsche während des Tiefschlafs, *aerzteblatt.de*, 4.11.2019, https://www.aerzteblatt.de/nachrichten/107136.
196 Napoli, N.: Getting Good Sleep Could Add Years to Your Life, *American College of Cardiology*, 23.2.2023, https://www.acc.org/About-ACC/Press-Releases/2023/02/22/21/35/Getting-Good-Sleep-Could-Add-Years-to-Your-Life.
197 Fitzgerald, K. N., et al.: Potential Reversal of Epigenetic Age Using a Diet and Lifestyle Intervention, a. a. O.
198 N. N. (red): Jugendkult. Millionenkosten, tägliche Torturen: Wie ein 45-jähriger Tech-CEO seinen Körper verjüngen will, *DerStandard*, 29.1.2023, https://www.derstandard.de/story/2000143020796/millionenkosten-taegliche-torturen-wie-ein-45-jaehriger-tech-ceo-seinen.
199 Sullivan, I. R., et al.: Big Brown Bats Experience Slower Epigenetic Ageing During Hibernation, *Proc Biol Sci.*, 10, 289 (1980), 2022, doi: 10.1098/rspb.2022.0635.
200 N. N.: Schlaf. Was Sie über Schlafphasen wissen sollten, *AOK Gesundheitsmagazin*, 19.8.2020, aktualisiert am 2.9.2022, https://www.aok.de/pk/magazin/wohlbefinden/schlaf/was-sie-ueber-die-verschiedenen-schlafphasen-wissen-sollten/.
201 N. N. (kna): Schlafstörungen nehmen deutlich zu, *aerzteblatt.de*, 26.10.2022, https://www.aerzteblatt.de/nachrichten/138421/Schlafstoerungen-nehmen-deutlich-zu.
202 Cedernaes, J., et al.: Acute Sleep Loss Results in Tissue-Specific Alterations in Genome-Wide DNA Methylation State and Metabolic Fuel Utilization in Humans, *Sci Adv*, 4 (8), 2018, https://www.science.org/doi/10.1126/sciadv.aar8590.
203 Spork, P. (Hrsg.): *Epigenetik. Das Neueste aus einem der wichtigsten Forschungsgebiete unserer Zeit*, a. a. O.
204 N. N.: Schlafstörungen, *Max-Planck-Institut für Psychiatrie*, 2023, https://www.psych.mpg.de/848223/schlaf.

205 Vahlensick, Y.: Gesünder leben im richtigen Licht, *Pressemitteilung der Universität Basel*, 19.9.2022, https://www.unibas.ch/de/Aktuell/News/Uni-Research/Gesuender-leben-im-richtigen-Licht.html.
206 Wipplinger, J.: Verbessert Hopfen den Schlaf?, *medizin transparent*, 18.7.2018, https://medizin-transparent.at/verbessert-hopfen-den-schlaf/.
207 Finlayson, J.: *Man ist, was die Großmutter isst. Was Sie über Ernährung, vererbbare Erfahrungen, Epigenetik und die Herkunft chronischer Erkrankungen wissen müssen*, KVM – Der Medizinverlag, München 2019, S. 76.
208 Ebenda; Santavirta, T., et al.: Association of the World War II Finnish Evacuation of Children With Psychiatric Hospitalization in the Next Generation, *JAMA Psychiatry*, 75 (1), 2018, S. 21–27, https://jamanetwork.com/journals/jamapsychiatry/fullarticle/2664260.
209 N. N.: Bei Depressionen ist Hirnregion zur Stresskontrolle vergrößert, *Ärztliche Praxis Neurologie und Psychiatrie*, 24.9.2018, https://biermann-medizin.de/bei-depressionen-ist-hirnregion-zur-stresskontrolle-vergroessert/.
210 Müller-Lissner, A.: Der Terror des Traumas, *Max-Planck-Forschung (Spezial)*, 2, 2011, S. 58–65, https://www.mpg.de/4384381/W003_Biologie-Medizin_058-065.pdf; Simm, M.: Genvariante als Bindeglied zwischen Kindesmisshandlung und posttraumatischer Belastungsstörung, *Medscape*, 20.12.2012, https://deutsch.medscape.com/artikel/4900648.
211 Spork, P.: Schutz aus dem Erbgut, *SZ*, 279, 3.12.2012, S. 18, https://www.peter-spork.de/87-0-Schutz-aus-dem-Erbgut.htm.
212 Jötten, F.: Mediziner wissen oft nichts davon, *Spektrum.de*, 11.9.2020, https://www.spektrum.de/news/epigenetik-ernaehrung-kann-spuren-am-erbgut-hinterlassen/1765144.
213 Mansuy, I., et al.: *Wir können unsere Gene steuern!*, a. a. O.
214 Heintges, V.: Epigenetik: Vererbte Traumata, *UZH News (Universität Zürich)*, 8.11.2018, https://www.news.uzh.ch/de/articles/2018/vererbte-traumata.html.
215 Rüegg, P.: Hirnforschung: Stresserfahrungen epigenetisch vererbt, *UZH News (Universität Zürich)*, 19.8.2010, https://www.news.uzh.ch/de/articles/2010/stresserfahrungen-epigenetisch-vererbt.html.
216 Castritius, M.: Versicherungen. Branche wächst trotz Mini-Zinsen, *Deutschlandfunk Archiv*, 13.3.2015, https://www.deutschlandfunk.de/versicherungen-branche-waechst-trotz-mini-zinsen-100.html.
217 Gruss, P.: Rede des Präsidenten, Prof. Peter Gruss, zur Festversammlung der Max-Planck-Gesellschaft, *62. Jahresversammlung der Max-Planck-Gesellschaft*, 9.6.2011, https://www.mpg.de/17094441/hv-2011-gruss.pdf.
218 Meinlschmidt, G.: Stress lässt nach: Vorgeburtliche Belastungen können Schutz beim Baby fördern, *Universität Basel Aktuell*, 13.5.2016, https://www.unibas.ch/de/Aktuell/News/Uni-Research/Stress-laesst-nach--Vorgeburtliche-Belastungen-koennen-Schutz-beim-Baby-foerdern-.html.
219 N. N.: Psychotherapie wirkt auch auf Zellkernebene, *Universimed. Medizin im Fokus*, 5.6.2019, https://www.universimed.com/ch/article/psychiatrie/psychotherapie-wirkt-auch-auf-zellkernebene-2126168.
220 N. N.: Gene tragen Schlafmützen gegen Angst, *DGPPN Pressemeldung*, 2017,

https://www.dgppn.de/_Resources/Persistent/dbd5c5c99d6c8869b4a4d2aed82 8c69982406c89/2017-05-04_1Themendienst-Epigenetik.pdf.

221 Puhlmann, L. M. C., et al.: Contemplative Mental Training Reduces Hair Glucocorticoid Levels in a Randomized Clinical Trial, *Psychosom Med.*, 1, 83 (8), 2021, S. 894–905, https://pubmed.ncbi.nlm.nih.gov/34259441/.

222 Frobeen, A.: Meditationsexperte Dr. Ulrich Ott im Interview, *Techniker Krankenkasse*, 14.2.2023, https://www.tk.de/techniker/magazin/life-balance/aktiv-entspannen/meditationsexperte-ulrich-ott-interview-2007132?tkcm=aaus.

223 Stoffel, M., et al.: Evaluation von Stressprävention und Stressbewältigung mittels epigenetischer Marker, *Verhaltenstherapie*, 30, 2020, S. 18–29, https://www.karger.com/Article/Fulltext/505595.

224 Adluru, N., … R. J. Davidson et al.: BrainAGE and Regional Volumetric Analysis of a Buddhist Monk: A Longitudinal MRI Case Study, *Neurocase*, 26 (2), 2020, S. 79–90, https://www.ncbi.nlm.nih.gov/pmc/articles/PMC7150651/.

225 N. N.: Psychotherapie wirkt auch auf Zellkernebene, a. a. O.

226 Chopra, D., und R. E. Tanzi: Super-Gene. Die neuesten Erkenntnisse aus der Neurowissenschaft für ein langes gesundes Leben, Nymphenburger,[3] 2017, S. 18.

227 Mansuy, I., et al.: *Wir können unsere Gene steuern!*, a. a. O., S. 167.

228 Podbregar, N.: Soziale Isolation erhöht späteres Demenzrisiko, *Scinexx. Das Wissensmagazin*, 9.6.2022, https://www.scinexx.de/news/psychologie/soziale-isolation-erhoeht-spaeteres-demenzrisiko/.

229 Sakai, J.: Study reveals gene expression changes with meditation, *University of Wisconsin-Madison News*, 4.12.2013, https://news.wisc.edu/study-reveals-gene-expression-changes-with-meditation/.

230 Ilg, A.: Mozart-Effekt. Studie: Musik macht doch schlau, *ntv Wissen*, 16.3.2015, https://www.n-tv.de/wissen/Studie-Musik-macht-doch-schlau-article14703901.html; Kanduri, C., et al.: The Effect of Listening to Music on Human Transcriptome, *PeerJ*, 3, 2015, e830, https://helda.helsinki.fi/bitstream/handle/10138/158840/10.7717.peerj.830.pdf?sequence=1.

231 Cirillo, P. M., et al.: Grandmaternal Perinatal Serum DDT in Relation to Granddaughter Early Menarche and Adult Obesity: Three Generations in the Child Health and Development Studies Cohort, *Cancer Epidemiol Biomarkers Prev*, 30 (8), 2021, S. 1480–1488, https://aacrjournals.org/cebp/article/30/8/1480/671027/Grandmaternal-Perinatal-Serum-DDT-in-Relation-to.

232 Kaefer, M., et al.: Role of the Epigenetics in the Etiology of Hypospadias Through Penile Foreskin DNA Methylation Alterations, *Sci Rep*, 13 (555), 2023, https://doi.org/10.1038/s41598-023-27763-5.

233 N. N.: Hypospadie: Haben wir den Schuldigen?, *DocCheck*, 25.1.2023, https://www.doccheck.com/de/detail/articles/41661-hypospadie-haben-wir-den-schuldigen.

234 Egger, G., und L. Boltzmann: Epigenetische Marker bei Krebserkrankungen, 27.12.2018, *Universimed. Medizin im Fokus*, https://www.universimed.com/ch/article/onkologie/epigenetische-biomarker-bei-krebserkrankungen-2107898.

235 Spork, P.: *Gesundheit ist kein Zufall. Wie das Leben unsere Gene prägt. Die neuesten Erkenntnisse der Epigenetik*, DVA, München 2017, S. 19.

236 N. N.: Pflanzenschutzmittelverwendung in der Landwirtschaft, *Umweltbundesamt*, 14.1.2022, https://www.umweltbundesamt.de/daten/land-forstwirtschaft/pflanzenschutzmittelverwendung-in-der.
237 Kubsad, D., et al.: Assessment of Glyphosate Induced Epigenetic Transgenerational Inheritance of Pathologies and Sperm Epimutations: Generational Toxicology, *Sci Rep* 9 (6372), 2019, https://doi.org/10.1038/s41598-019-42860-0https://www.nature.com/articles/s41598-019-42860-0.
238 N. N.: Vorstellung des 20. Ökomonitorberichts 2021, *Ministerium für Ernährung, Ländlichen Raum und Verbraucherschutz Baden Württemberg*, 30.5.2022, https://mlr.baden-wuerttemberg.de/de/unser-service/presse-und-oeffentlichkeitsarbeit/pressemitteilungen/pressemitteilung/pid/vorstellung-des-20-oekomonitoringberichts-2021/.
239 N. N.: Pestizid-Rückstände: Welche Lebensmittel sind belastet?, *Verbraucherzentrale*, 2.1.2023, https://www.verbraucherzentrale.de/wissen/lebensmittel/lebensmittelproduktion/pestizidrueckstaende-welche-lebensmittel-sind-belastet-7825.
240 N. N. (von [Koh]): Weichmacher erhöhen das Allergierisiko von Kindern, Pressemitteilung, *Deutsches Krebsforschungszentrum*, 4.5.2017, https://www.dkfz.de/de/presse/pressemitteilungen/2017/dkfz-pm-17-23c2-Weichmacher-erhoehen-das-Allergierisiko-von-Kindern.php.
241 N. N.: Weichmacher, *Umweltbundesamt*, 26.9.2014, https://www.umweltbundesamt.de/themen/gesundheit/umwelteinfluesse-auf-den-menschen/chemische-stoffe/weichmacher#was-sind-weichmacher.
242 Huang, H., et al.: Lysine Benzoylation Is a Histone Mark Regulated by SIRT2, *Nat Commun*, 9 (3374), 2018, https://doi.org/10.1038/s41467-018-05567-w.
243 Eils, R.: Rauchen während der Schwangerschaft hinterlässt Spuren im Erbgut der Kinder, *Universität Heidelberg*, 5.4.2016, https://www.uni-heidelberg.de/presse/meldungen/2016/m20160404_rauchen-waehrend-der-schwangerschaft-hinterlaesst-spuren-im-erbgut-des-kindes.html.
244 Chenot, J. F., et al.: Raucherentwöhnung, *DEGAM Patienteninformation*, 2017, S. 4, https://www.degam.de/files/Inhalte/Leitlinien-Inhalte/Dokumente/DEGAM-S3-Leitlinien/053-024_Risikoberatung%20kardiovaskul.%20Praevention/oeffentlich/Patienteninformation/053-024PI_Rauchen_A4.pdf.
245 N. N.: Feinstaub: unterschätztes Risiko für Herz und Gefäße, *Pressemeldung Deutsche Herzstiftung*, 13.8.2019, https://herzstiftung.de/service-und-aktuelles/presse/pressemitteilungen/archiv/feinstaub-unterschaetztes-risiko-fuer-herz.
246 Forschungsgruppe Molekulare Epigenetik: Aktuelle Projekte, *Charité Universitätsmedizin Berlin*, o. D. (© 2023), https://epigenetik.charite.de/forschung/projekte/.
247 N. N.: Luftverschmutzung und Epigenetik, *Cordis. Forschungsergebnisse der EU*, 22.12.2016, https://cordis.europa.eu/article/id/190791-air-pollution-on-epigenetics/de.
248 Taschwer, K.: Hautzellen einer 53-jährigen Frau um 30 Jahre verjüngt, *DerStandard*, 13.4.2022, https://www.derstandard.de/story/2000134909845/hautzellen-einer-53-jaehrigen-frau-um-30-jahre-verjuengt; Gill, D., … W. Reik et al.: Multi-Omic Rejuvenation of Human Cells by Maturation Phase Transient Reprogramming, *eLife*, 8.4.2022, https://doi.org/10.7554/eLife.71624.

249 Ghosh, P.: Rejuvenation of Woman's Skin Could Tackle Diseases of Ageing, *BBC News*, 8.4.2022, https://www.bbc.com/news/science-environment-60991675.

250 N.N.: Forever Young, a.a.O.

251 Ebenda.

252 N.N. (APA): Hautalterung hängt von Umwelteinflüssen ab, *DerStandard*, 18.1.2018, https://www.derstandard.de/story/2000072524334/studie-hautalterung-haengt-von-umwelteinfluessen-ab.

253 N.N. (von [Koh]): Altern und Krebs: identische Spuren im Erbgut, *dkfz.*, 1.6.2010, https://www.dkfz.de/de/presse/pressemitteilungen/2010/dkfz_pm_10_33_Altern-und-Krebs-identische-Spuren-im-Erbgut.php.

254 Sengel, S.: Neue BASF-Wirkstoffe bekämpfen Ursachen von Hautproblemen, *BASF-Pressemitteilung*, 15.1.2019, https://www.basf.com/global/de/media/news-releases/2019/01/p-19-114.html.

255 N.N.: Dermagenist™ nutzt BASF-Erkenntnisse aus der Epigenetik zur Revitalisierung von Fibroblasten, *BASF-Pressemitteilung*, 20.1.2017, https://www.pressebox.de/inaktiv/basf-se-kommunikation-basf-gruppe/Dermagenist-nutzt-BASF-Erkenntnisse-aus-der-Epigenetik-zur-Revitalisierung-von-Fibroblasten/boxid/832176.

256 N.N.: UV-Schutz durch Sonnencreme, *BfS Bundesamt für Strahlenschutz*, 29.3.2022, https://www.bfs.de/DE/themen/opt/uv/schutz/sonnencreme/sonnencreme_node.html.

257 N.N.: Divorce, Antidepressants, or Weight Gain/Loss Can Add Years to Your Face, *ASPS-Pressemitteilung*, 3.2.2009, https://www.plasticsurgery.org/news/press-releases/divorce-antidepressants-or-weight-gain/loss-can-add-years-to-your-face.

258 Leppert, B., et al.: Maternal Paraben Exposure Triggers Childhood Overweight Development, *Nat Commun*, 11 (561), 2020, https://doi.org/10.1038/s41467-019-14202-1.

259 Yang, J.-H., … D.A. Sinclair et al.: Loss of Epigenetic Information as a Cause of Mammalian Aging, *Cell*, 186 (2), 2023, S. 305–326, e27, doi: 10.1016/j.cell.2022.12.027.

260 Lu, Y., … D.A. Sinclair et al.: Reprogramming to Recover Youthful Epigenetic Information and Restore Vision, *a.a.O.*; N.N.: Verjüngungskur. Alte Mäuse können wieder sehen, *Spektrum.de*, 3.12.2020, https://www.spektrum.de/news/verjuengungskur-alte-maeuse-koennen-wieder-sehen/1803806.

261 Takahashi, K., und S. Yamanaka: Induction of Pluripotent Stem Cells from Mouse Embryonic and Adult Fibroblast Cultures by Defined Factors, *Cell*, 126 (4), 2006, S. 663–676, doi:10.1016/j.cell.2006.07.024.

262 Meng, Qingying, et al.: Systems Nutrigenomics Reveals Brain Gene Networks Linking Metabolic and Brain Disorders, *eBioMedicine*, 7, 2016, S. 157–166, ISSN 2352-3964, https://doi.org/10.1016/j.ebiom.2016.04.008.

263 N.N.: Gefahren für die Gesundheit durch Plastik, *Verbraucherzentrale*, 20.4.2022, https://www.verbraucherzentrale.de/wissen/umwelt- Online haushalt/wohnen/gefahren-fuer-die-gesundheit-durch-plastik-7010.

264 N.N. (nik/dpa): Ein Viertel der Gene des Menschen reagiert auf Sommer und Winter, *Spiegel Online*, 12.5.2015, https://www.spiegel.de/wissenschaft/medizin/immunsystem-gene-im-sommer-aktiver-als-im-winter-a-1033407.html.

BÜCHER UND LINKS, DIE WEITERHELFEN

BÜCHER DER AUTOREN

Hobelsberger, Bernhard, und Prof. Dr. med. Bernd Kleine-Gunk: *Das neue Easy-Fasten. Mit dem revolutionären Abnehmprogramm in 5 Tagen jünger und schlanker,* Gräfe und Unzer, München 2022

Hobelsberger, Bernhard, und Prof. Dr. med. Bernd Kleine-Gunk: *Scheinfasten. Das Rezeptbuch,* Gräfe und Unzer, München 2023

Kleine-Gunk, Prof. Dr. med. Bernd: *Jung bleiben ist Kopfsache. Erstaunliche Fakten aus der Altersforschung,* Gräfe und Unzer, München 2022

Kleine-Gunk, Prof. Dr. med. Bernd: *15 Jahre länger leben. Die 7-Säulen-Anti-Aging-Strategie nach dem Hormesis-Prinzip,* Gräfe und Unzer, München 2017

Kleine-Gunk, Prof. Dr. med. Bernd: *Warum Abstinenz die Gesundheit gefährdet und Sex vor Krebs schützt. Anti-Aging-Geheimnisse für Gemütsmenschen,* Gräfe und Unzer, München 2018

Kleine-Gunk, Prof. Dr. med. Bernd: *Entspannt durch die Wechseljahre. Beschwerdefrei dank der neuen Hormontherapien,* Gräfe und Unzer, München 2017

Kleine-Gunk, Prof. Dr. med. Bernd: *Das Frauen-Hormone-Buch,* Trias, Stuttgart 2013

Kleine-Gunk, Prof. Dr. med. Bernd: *Resveratrol. Länger jung mit der Rotwein-Medizin. Resveratrol verlängert die Lebenszeit und schützt nachweislich vor Krankheiten,* Trias, Stuttgart 2006

Kleine-Gunk, Prof. Dr. med. Bernd, Anna Cavelius und Tanja Dusy: *Abnehmen mit Sirtfood. Gesünder essen und besser leben mit dem Schutzenzym Sirtuin,* Gräfer und Unzer, München 2017

Kleine-Gunk, Prof. Dr. med. Bernd, und Lena Merz: *Schlank mit Sirtfood,* Gräfe und Unzer, München 2020

Kleine-Gunk, Bernd, und Markus Metka: *Auf der Suche nach Unsterblichkeit. Die Geschichte der Anti-Aging-Medizin von der Antike bis heute,* Brandstätter, Wien 2010

Kleine-Gunk, Bernd, und Stefan Lorenz Sorgner: *Homo ex machina. Der Mensch von morgen. Ein differenzierter Blick auf den Transhumanismus,* Goldmann, München 2023

Kleine-Gunk, Bernd, und Alfred Wolf (Hrsg.): *Präventionsmedizin und Anti-Aging-Medizin,* Springer, Heidelberg 2022

WEITERE TITEL ZUM THEMA

Döll, Michaela: *Gute Gene sind kein Zufall. Mit Epigenetik das eigene Erbgut optimieren,* Südwest, München 2017

Finlayson, Judith: *Man ist, was die Großmutter isst. Was Sie über Ernährung, vererbbare Erfahrungen, Epigenetik und die Herkunft chronischer Erkrankungen wissen müssen,* KVM – Der Medizinverlag, Berlin 2019

Mansuy, Isabelle, et al.: *Wir können unsere Gene steuern! Die Chancen der Epigenetik für ein gesundes und glückliches Leben,* Berlin Verlag, Berlin und München 2020

Mukherjee, Siddhartha: *Das Gen. Eine sehr persönliche Geschichte,* S. Fischer, Frankfurt am Main 2017

Sinclair, David: *Das Ende des Alterns. Die revolutionäre Medizin von morgen,* DuMont, Köln 2019

Spork, Peter: *Gesundheit ist kein Zufall. Wie das Leben unsere Gene prägt. Die neuesten Erkenntnisse der Epigenetik,* DVA, München 2017

Spork, Peter: *Die Vermessung des Lebens. Wie wir mit Systembiologie erstmals unseren Körper ganzheitlich begreifen – und Krankheiten verhindern, bevor sie entstehen*, DVA, München 2021

BÜCHER AUS DEM GRÄFE UND UNZER VERLAG

Ruge, Nina, und Stephan Hentschel: *Der Verjüngungs-Plan. 70 Rezepte für jeden Tag. Die Experten-Hitliste der 100 gehaltvollsten Gemüse für ein langes Leben*, 2023

Ruge, Nina, und Dominik Duscher: *Verjüngung ist möglich. Wissenschaftlich erforscht. Was wirklich hilft*, 2020

Ruge, Nina, und Dominik Duscher: *Altern wird heilbar. Jung bleiben mit der Kraft der drei Zellkompetenzen*, 2020

Krüger, Karsten, und Michael Despeghel: *Jungbrunnen Muskulatur. Wie Sie Ihr Superorgan aktivieren und Alterungsprozesse stoppen*, 2022

Riedl, Matthias: *Artgerechte Ernährung. Heilung von Beschwerden, die Ärzte ratlos machen*, 2019

König, Verena: *Bin ich traumatisiert? Wie wir die immer gleichen Problemschleifen verlassen*, 2021

HILFREICHE LINKS ZUM THEMA »EPIGENETIK«

https://www.newsletter-epigenetik.de: Hier informiert der Hamburger Biologe und Journalist Peter Spork über neue Forschung aus der Welt der Epigenetik.

https://www.youtube.com/watch?v=nQpHW6jMYU8: Die Freiburger Psychiaterin und Wissenschaftlerin Katharina Domschke berichtet in diesem Vortrag, wie Umwelt, Gene und psychische Erkrankungen zusammenhängen.

https://neotes.com/: Dieses Ärzte-Start-up aus Berlin bietet epigenetische Alterstests sowie entsprechendes Ernährungscoaching und ergänzende Supplemente an.

https://www.nature.com/subjects/epigenetics: Wer mit Wissenschaftsenglisch vertraut ist, findet auf dieser Seite News und neue Studien zur Epigenetik, die in den Journalen der renommierten *Nature*-Gruppe erschienen sind.

https://pubmed.ncbi.nlm.nih.gov: Die größte medizinische Literaturdatenbank »Pubmed« bietet Zugriff auf Tausende von wissenschaftlichen Studien überwiegend in englischer Sprache zum Thema »Epigenetik«.

https://scholar.google.de: Auch die Suchmaschine Google Scholar hält eine Fülle an Informationen zur Epigenetik bereit, die sich aus Büchern, Dissertationen, Diplomarbeiten und ähnlichen Quellen speisen.

Hinweis

Abrufdatum der im Buch aufgeführten Links: 30.06.2023

PERSONEN- UND SACHREGISTER

DIE AUTOREN

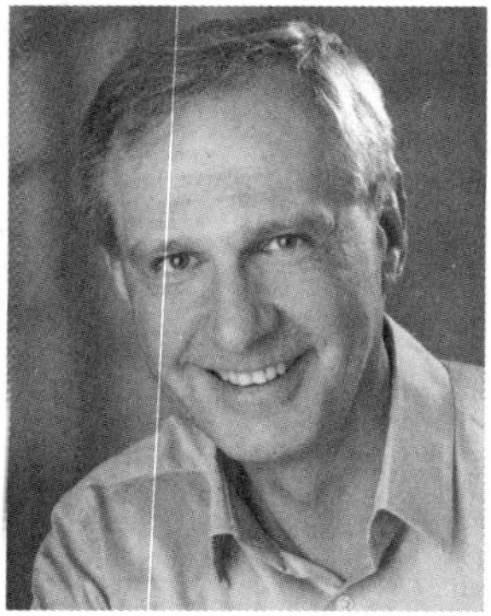

Prof. Dr. med. Bernd Kleine-Gunk zählt zu den weltweit führenden Anti-Aging-Medizinern. Er ist Herausgeber des ersten deutschen Fachbuches für Anti-Aging-Medizin und Präsident der German Society of Anti-Aging Medicine und Autor zahlreicher Bestseller, darunter »Abnehmen mit Sirtfood« und »15 Jahre länger leben«.

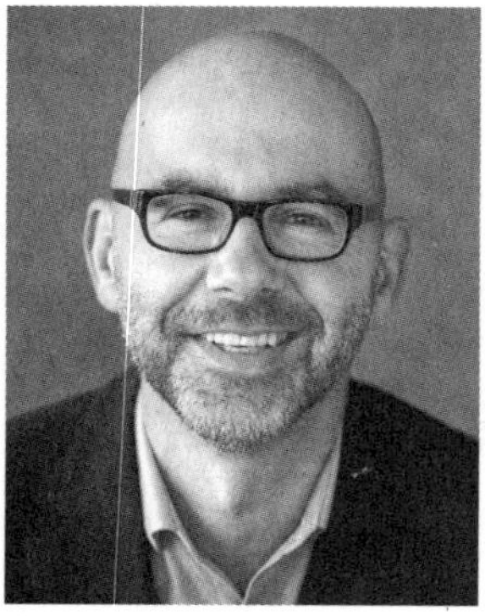

Bernhard Hobelsberger war mehr als 20 Jahre als Redakteur für verschiedene Tageszeitungen und Publikumszeitschriften tätig. Heute schreibt er für das Magazin Focus Gesundheit mit dem Schwerpunkt »Medizin«. Für den Gräfe und Unzer Verlag verfasste er als Co-Autor zahlreiche erfolgreiche Sachbücher.

Impressum

GRÄFE UND UNZER EDITION

Gräfe und Unzer ist eine eingetragene Marke der GRÄFE UND UNZER VERLAG GmbH, www.gu.de

ISBN 978-3-8338-8970-7

2. Auflage 2024

Projektleitung: Franziska Mohrfeldt
Lektorat: Ralf Lay
Bildredaktion: Simone Hoffmann
Umschlaggestaltung: Petra Schmidt, ki 36 editorial Design, München
Layout: Björn Fremgen, KONTRASTE, Modifizierung des Layouts durch Alexander Gröber, Uhl + Massopust, Aalen
Herstellung: Petra Roth
Satz: Uhl + Massopust, Aalen
Reproduktion: LUDWIG:media, Zell am See
Druck und Bindung: Livonia Print, SIA

Umwelthinweis

Nachhaltigkeit ist uns sehr wichtig. Der Rohstoff Papier ist in der Buchproduktion hierfür von entscheidender Bedeutung. Daher ist dieses Buch auf PEFC-zertifiziertem Papier gedruckt. PEFC garantiert, dass ökologische, soziale und ökonomische Aspekte in der Verarbeitungskette unabhängig überwacht werden und lückenlos nachvollziehbar sind.

Bildnachweis

S. 254 oben: privat; unten: Renate Forster, www.renateforster.de; Helix-Grafik passim: AdobeStock

Syndication: www.seasons.agency

Wichtiger Hinweis

Die Gedanken, Methoden und Anregungen in diesem Buch stellen die Meinung bzw. Erfahrung der Verfasserin dar. Sie wurden von der Autorin nach bestem Wissen erstellt und mit größtmöglicher Sorgfalt geprüft. Sie bieten jedoch keinen Ersatz für persönlichen kompetenten medizinischen Rat. Jede Leserin, jeder Leser ist für das eigene Tun und Lassen auch weiterhin selbst verantwortlich. Weder Autorin noch Verlag können für eventuelle Nachteile oder Schäden, die aus den im Buch gegebenen praktischen Hinweisen resultieren, eine Haftung übernehmen.

GRÄFE UND UNZER

Ein Unternehmen der
GANSKE VERLAGSGRUPPE